나는
매일 더
가벼워지고
있습니다

건강하게 지속 가능한 손리사 다이어트

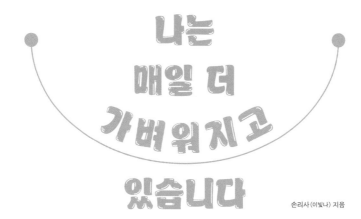

나는 매일 더 가벼워지고 있습니다

손리사 (이빛나) 지음

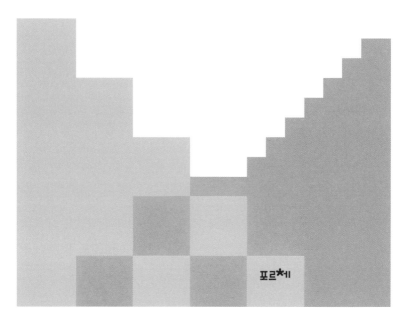

포르*에

프롤로그

TV 속 세상만큼 내 배도 시끄러웠다.

"코로나 바이러스 환자가 기하급수적으로 속출하고 있는
   가운데⋯."

2020년 10월의 밤, TV에 연신 코로나 소식으로 모두가 외
출을 삼가던 시기였다. "띵동." 여느 때와 마찬가지로 야식으
로 먹을 치킨이 도착했음을 알리는 벨 소리가 들렸다. 내 입꼬
리는 자연스레 올라가고, 세상 묵직했던 발걸음은 그새 가벼워
져 배달 음식을 맞이했다.

흥을 돋우는 콧노래까지 중얼거리며 치킨의 포장을 뜯는
순간만큼은 코로나를 비롯해 모든 걱정과 근심들이 한방에 사

라지는 시간이었다. 노릇노릇 잘 튀겨진 닭 다리에 감칠맛을 극대화해 줄 소스를 푹 찍어 먹으며 태블릿으로 재미있는 동영상을 보는 시간이 하루 중 유일한 낙이었다. 몸에서는 배부르다는 신호를 계속 보냈다. 그렇지만 그 신호는 내게 와닿지 않았다. 영상 속 즐겁고 유쾌한 분위기가 마치 진짜 현실인 듯 홀린 채 보느라 입으로는 음식이 끊임없이 들어갔다. 내가 나를 통제하지 못하는 일상을 당연하게 보내고 있었다.

한참 동안 영상을 재미있게 보고 있는데 태블릿 배터리가 소진되면서 까만 화면 속 내 모습을 마주했다. 살에 파묻혀 잘 보이지 않는 눈, 양쪽으로 치킨 소스가 가득 묻은 입가, 라인이라고는 눈 씻고 찾아볼 수 없는 턱에 목과 어깨는 이미 한 덩어리가 된 지 오래였다. 어느 날 갑자기 치킨을 뜯다가 현실 속 내 모습을 제대로 대면하게 되었다. 이때 벼락을 맞은 듯 정신이 퍼뜩 들었다.

날짜도 선명히 기억난다. 치킨을 뜯는 내 모습에 큰 충격을 받고 그다음 날인 2020년 10월 31일, 오랫동안 잊고 지냈던 체중계를 조심스럽게 꺼내 보았다. 배달 음식을 가지러 갈 때의 세상 가벼웠던 몸놀림은 어디 가고, 두근두근하는 심장 소리가 내 귓가를 때리기 시작했다.

그때 마침 카메라가 체중계 옆에 놓여있는 게 눈에 들어왔다. '내 눈으로 직접 몸무게를 보기는 힘드니까 영상으로 일단 찍어놔야지'. 이 단순한 생각은 인생을 바꾸는 결정적 계기가 되었다. 그리고 카메라를 잠깐 세팅하고 체중계에 올라선 순간 내 눈을 의심했다. 체중계 화면에 나타난 숫자는 130kg. 성인 두 명이 올라간 무게만큼의 숫자가 보였다.

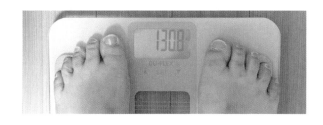

'이게 무슨 일이지?'라는 생각으로 머릿속이 요동쳤다. 체중계의 숫자를 보니 세상이 다르게 느껴졌다. 가만히 서 있기만 해도 등줄기에 흐르는 식은땀이 유독 차가웠고, 새어 나오는 헉헉거리는 숨소리가 크게 들렸다. 체중 130kg이라는 사실이 제대로 각인되는 순간이었다. 2020년을 두 달 남기고 나는 인생 최대 몸무게인 130kg을 기록했다. 체중계의 숫자를 보고 가장 먼저 떠올렸던 생각은 앞으로 30kg을 감량해도 100kg이라는 막막함이었다. '왜 이렇게 오랫동안 나 자신을 놓아버린 채 시간을 보냈을까'라는 자책감이 들었다. 더불어 어디서부터, 어떻게 잘못되었길래 이렇게 살이 찌는 줄도 몰랐던 건지 궁금했다. 당시에는 알지 못했으나 그것은 일종의 애증 섞인 자기 합리화였다.

음식을 먹는 행위에 대해 올바른 개념이 잡히기 전부터 이미 고칼로리 음식과 탄수화물 중독에 빠져 소아 비만으로 살아왔다. 거기에 더해 사춘기 시절 연이어 겪었던 전학으로 인해 외로움을 겪어야 했다. 그 외로움을 견디는 방식은 언제나 음식을 먹는 것이었다. 나 홀로 음식을 삼키는 일이 반복될수록 외로움은 음식을 향한 애증으로 변모했다.

성인이 된 이후, 음식은 마음을 달래고 식욕을 충족시키는 수단을 넘어 하나의 오락거리가 되었다. '배고프지 않아도 신상 메뉴가 나왔으니 먹는다', '친구랑 만나면 심심하니까 달콤한 디저트를 먹는다'라는 이유를 대며 매 순간 음식을 먹었다.

그렇게 음식을 먹는 행위는 꿈과 목표를 향해 가야 하는 20대의 전부가 되어 버렸다. 차곡차곡 쌓아온 음식의 무게는 어느덧 30대에 들어서자 스트레스와 자기 합리화라는 엑셀까지 장착해 급속도로 쌓였다.

청소년기까지는 '저러다 철이 들겠지'라는 주변의 안심 속에 있었기에 심각성을 크게 느끼지 못했다. 하지만 어른이 되자 눈에 띄게 불어난 몸집은 나의 첫인상을 30초 만에 좌우했다. 그런 순간들이 쌓이자 자존감이 한없이 바닥을 쳤다. 단지 체격이 크다는 이유만으로 눈에 보이지 않는 차별을 느꼈다. 같은 엘리베이터를 타고 있다는 이유만으로 처음 본 사람의 한숨 소리를 들어야 했다. 세상은 자기 관리가 되지 않는 어른에게는 냉정하다는 것을 여실히 느꼈다. 하지만 그것은 회사에 출근하는 평일에만 느꼈던 괴로움이었다. 고통스러웠던 시간을 주말 동안 온갖 달콤한 음식으로 지친 마음을 위로했다. 이 일상을 반복하자 주말엔 먹고 싶은 것을 잔뜩 먹어도 된다는 보상심리가 크게 작용하기 시작했다.

'내가 열심히 일해서 번 돈으로 맛있는 걸 사 먹겠다는데

누구 눈치를 봐야 하나?'

'오늘은 야근했으니까 퇴근해서 맛있는 걸 먹자'

이렇게 자기 합리화하는 순간들이 나를 조금씩 갉아먹는지도 모른 채 매일 자신을 기만하며 살아가고 있었다. 그러던 중 체중 130kg이라는 숫자로 현실을 직시하고 나서야 그동안 어떻게 살아왔는지 돌아보게 되었다. 아니, 사실은 알고 있었다. 아주 오래전부터 내 몸 여기저기에서 건강 이상 신호를 분명하게 보내고 있었다. 맞는 옷 사이즈가 3XL를 넘어 4~5XL가 되었을 때도 분명히 상황의 심각성을 알고 있었다. 그렇지만 문제 의식을 덮기 위해 허기지다는 이유로 더 맛있는 음식을 먹곤 했다.

하지만 외면할 수 없는 지경에 이르렀음을 깨달아 버린 이상, 더는 도망칠 수 없었다. 막연하게나마 쉽지 않으리라는 생각을 하며 일단 무엇이든 시작하기로 했다. 체중을 감량하겠다는 목적이 컸지만, 동시에 나와 내 삶을 돌아보고자 하는 마음도 있었다. 준비물은 그저 다이어트하겠다는 절실한 마음가짐이었다. 이번만큼은 앞서 시도했던 다이어트처럼 실패를 반복하고 싶지 않았다. 그래서 취미로 종종 사용했던 카메라에 다이어트 과정을 기록해 추억으로 남기기로 했다. 이왕이면 체중계의 숫자를 처음 봤을 때의 찌푸린 얼굴이 아닌, 웃는 얼굴을 카메라에 담고 싶었다. 그래서 스페인어로 '미소'를 뜻하는 단어인 'Sonrisa(손리사)'를 유튜브 채널명으로 지었다. 그렇게 나의 초고도 비만 유튜브 채널, 손리사 채널이 시작되었다.

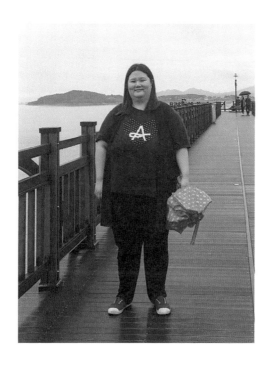

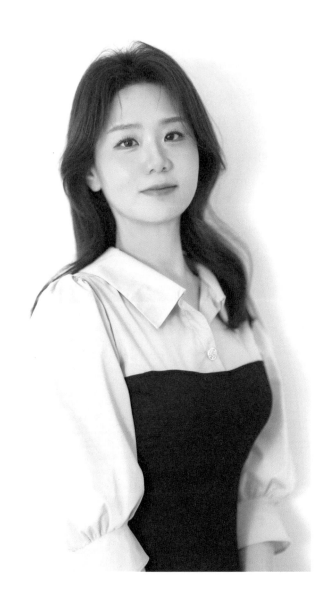

목차

NOTE

1

다이어트 시작할 때
반드시 해야 할 일

지금 당장 할 수 있는 일, 식단

배달 앱 삭제하기

나의 다이어트는 단기간에 이룰 수 있는 수준이 아니었다. 몸에서 최소 성인 한 명의 체중을 빼내야 하는 엄청난 목표를 갖고 있었다. 그래서 무작정 굶는 다이어트 방식은 맞지 않을 것이라고 확신할 수 있었다. 요령껏 짧은 시간 안에 살을 빼겠다는 생각과 조급함을 버렸다. 건강을 지키면서 내게 맞는 다이어트 방법을 찾아야 했다. 그래서 다이어트의 목표를 오로지 나에게 집중하고 건강을 지키는 것으로 잡았다.

사실, 결심은 했지만 시작하기가 겁났다. 130kg까지 살이 찌는 사이에도 여러 번 다이어트를 시도했다. 그때마다 급격히 음식량을 줄였다. 그 후폭풍은 줄인 식사량만큼 폭식하는 것으로 되돌아 왔다. 그러고 나면 내가 나조차도 통제하지 못했다는 자괴감과 내 몸에 대한 죄책감이 부메랑처럼 돌아왔다.

다이어트 실패와 요요현상을 거듭할수록 오히려 몸은 점점 커져만 갔다. 반복된 실패에 대한 공포로 인해 점점 다이어트를 시작하기조차 두려워졌고, 다이어트 출발선은 점점 늦어져만 갔다. 그래서 이번에는 독하게 결심하며 인생의 마지막 다이어트라고 각오했다. 평생 습관을 만든다는 생각으로 멀리 보고, 길게 지속할 수 있도록 현실적인 목표를 설정하고 노력해 보기로 했다.

다이어트에 대한 부담을 덜기 위해 지금 당장 실천할 수 있는 일이 무엇인가를 떠올렸다. 그때 가장 먼저 실천한 방법은 배달 앱 삭제하기였다. 휴대폰 바탕 화면의 가장 잘 보이는 위치에는 언제나 여러 배달 앱들이 자리 잡고 있었다. SNS 개인 대화창에는 후기가 좋은 맛집을 미리 찾아 그 정보들을 정리해 두었다. 예쁘고 알록달록한 음식 사진들이 시각적으로 펼치는 온갖 유혹에 쉽게 반응했다. 음식을 주문할 때의 상황을 돌아보면 심심할 때마다 배달 앱을 들여다보며 충동적으로 음식을 시키곤 했다. 배달 음식을 자제해 보기로 결정한 후, 다이어트에 방해되는 자극을 최소화하고 그동안의 안 좋은 습관을 하나하나 정리한다는 마음으로 배달 앱을 지웠다.

두 번째로는 밥 먹는 시간 정하기였다. 그동안 매일 아침을 전날의 폭식 혹은 야식으로 인해 하루를 더부룩하게 시작했다. 속이 불편하다 보니 자연스럽게 아침 식사를 하는 날은 줄어들었고, 점심 때가 되어서야 찾아오는 허기짐에 폭식하기 일쑤였다. 점심 시간에 차 안에서 먹고 싶은 음식을 양껏 먹는 그 순간이 세상에서 제일 행복했고 오후의 반나절을 버티게 해주는 에너지가 되었다. 저녁을 먹는 시간도 규칙적이지 않았다. 퇴근 후 집에 도착하는 때에 맞춰서 미리 시켜 놓은 기름진 음식을 배부르게 먹어야 하루를 알차게 보냈다고 착각했다. 이 악순환에서 벗어나기 위해 식사 시간을 정해 그 시간에만 밥을 먹자고 다짐했다.

세 번째는 밥그릇 사이즈 줄이기였다. 평소에 먹던 고봉밥 정도의 양에서 한두 숟가락 덜어내는 일부터 시작했다. 그동안 식사량 조절에 실패했던 경험으로 미루어 보았을 때 식사량은 긴 시간, 천천히 조절

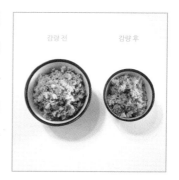

감량 전   감량 후

해야 한다는 결론을 내렸다. 국그릇만 한 대접에 밥을 먹던 사람이 갑자기 식사량을 줄여 간장 종지만큼 먹으면 극도의 허기짐을 느낄 수밖에 없다. 한 번에 모든 것을 다 끊어낼 수 없다면 나쁜 습관을 조금씩 줄이고 당장 실천할 수 있는 일들을 하나씩 해 보기로 했다.

메뉴는 자연식 구성으로

'왜 나는 자꾸 요요현상을 겪어야 했을까?', '지금까지의 다이어트 방식은 무엇이 문제였을까?'라는 생각으로 그동안했던 다이어트 방식을 곰곰이 생각해 보았다. 그동안 요요현상이 찾아왔던 감량 방식들을 돌아보니 아침을 먹지 않고 운동은 병

행하지 않은 채 무조건 적게 먹기만 했다. 그리고 다이어트의 지름길을 찾아 그 당시에 크게 유행하는 방식을 짧게 진행했다. 그렇게 순식간에 빠져나간 살은 내가 방심하는 찰나를 놓치지 않고 더 크게 돌아 왔다.

또 다이어트 식품이라는 탈을 쓴 간편식으로 나온 인스턴트 제품을 먹곤 했다. 그러면서도 수분과 채소를 충분히 섭취하지도, 규칙적으로 먹지도 않았다. 그렇게 음식을 먹고 나면 바로 앉거나 누웠다. 이렇게 삶을 돌아보니 편안함을 추구하는 생활 방식이 큰 문제였다는 사실을 깨우쳤다. 편하게 살 빼고 싶어서, 노력은 조금만 하고 싶어서 택한 편법은 결코 정답이 될 수 없었다. 여기까지 생각하고 나니 성인 한 사람만큼의 체지방을 감량하려면 지금까지 살아온 삶의 방식을 전부 바꿔야 한다는 결론에 도달했다. 다시 말해, '숨 쉬는 것 빼고는 다 바꿔야 한다'는 마인드를 갖고 식사 구성부터 바꿨다.

우선 아침 식사를 챙기기 시작했다. 아침을 먹는 습관에 익숙해지기 위해 식사를 준비할 때 부담스럽지 않은 선에서 메뉴를 고르기 시작했다. 아침은 제대로 된 요리일 필요도, 비싸고 다양한 재료를 쓸 필요도 없었다. 아주 단순하게 생각해도 괜찮았다. 그 당시 식사를 준비할 때 했던 생각은 '어떻게 하면 냉장고에 있는 식재료들로 간단하게 구성을 꾸릴 수 있을까?' 였다. 아침 메뉴는 속이 편안해지는 부드러운 재료인 달걀, 두부, 채소 등을 주로 썼다. 이 재료들을 사용하면 간단히 영양소를 고루 섭취하면서 부담없이 식사를 할 수 있었다.

과하게 먹으면 속이 불편하기도 하고, 하루 동안의 식사 패턴이 흐트러질 수 있어 속이 편한 음식을 가볍게 먹는 데 신경썼다. 특히 양배추 찜과 상추를 많이 먹었는데, 포만감을 오래 유지할 수 있어 다이어트에 큰 도움이 되었다. 재료 본연의 맛이 살아있는 자연식 위주로 먹으면서 양을 조절했다. 극단적으로 식욕을 억제하기보다는 최대한 차근차근 전반적인 생활 습관에 대한 데이터들을 모으기 시작했다.

디저트와 과일 섭취량 줄이기

　다행히 살을 빼기 전에도 생채소의 아삭한 맛을 좋아해 채소를 먹기 싫다는 거부감은 없었다. 거기에 맵고 짠 음식과 국물류의 음식도 좋아하지 않았다. 이것이 130kg일 당시에도 대표적인 비만 합병증인 고혈압 진단을 피할 수 있었던 이유였던 것 같다. 하지만 이 장점을 다 가리는 큰 단점이 있었으니 바로 달콤한 음식을 많이 좋아한다는 점이었다. 극과 극의 식성을 가진 만큼 다른 사람의 식단을 그대로 따라 먹기보다 내 몸과 성향에 맞는 식단을 구성해야 했다.

　달콤한 음식을 좋아한다는 점에서 알 수 있듯 그동안 가장 즐겨 먹었던 대표적인 메뉴는 과일과 디저트였다. 이 두 가지는 인생에서 빠질 수 없는 큰 행복이었다. 하지만 과일에도 탄수화물이 있다. 때문에 적당량을 벗어나면 그 단맛에 중독되어 끊어내기 힘들다. 특히나 요즘 만드는 과일은 유전자 변형을 통해 더 당도 높게 개량됐다. 그래서 다이어트 중에 과일이 먹고 싶으면 평소에 먹던 양의 절반만 먹거나, 그만큼 탄수화물이 들어 있는 음식을 조금만 먹었다.

디저트를 참아야 하는 것도 과일 섭취량을 줄이는 것만큼 적응하기 쉽지 않았다. 과자, 쿠키, 초콜릿, 도넛 등의 음식들을 머릿속에서 잊어야 했다. 하지만 이번에는 꼭 다이어트에 성공하고 말겠다는 간절한 의지가 이 난관을 극복하게 해 주었다. 정말 먹으면 안 되는 메뉴들 앞에서는 단호한 마음가짐도 분명히 필요했다. 그동안 좋아했던 음식을 평생 금지할 수는 없더라도 일정한 기간을 정해서라도 그 음식을 멀리해야 한다. 그래야 달고 자극적인 맛에 익숙해진 입맛을 바꿀 수 있다.

☞ 다이어트 포인트

Q: 그러면 이제 치킨이나 피자 같은 음식도 전혀 안 드시나요?

A: 어쩔 수 없이 외식하는 자리가 생기기도 하지만 제가 찾아 먹지는 않고 있어요. 단숨에 끊기는 힘드니까 평소 한 끼로 치킨 한 마리를 먹었다면, 반 마리나 일정량만 먹으며 조금씩 섭취량을 줄이면 좋을 것 같아요.

나 한 사람이 치킨을 안 먹는다고 해서 치킨 회사가 당장 문을 닫는 것도 아니다. 내가 먹든 먹지 않든 맛있는 음식들은 끊임없이 개발되어 나온다. 그렇기 때문에 음식에 대한 미련은 과감하게 내다 버려야 했

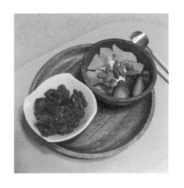

다. 인내해야 하는 순간 앞에서는 무엇보다도 과감한 결단력이 필요하다 생각하고 마음을 굳게 먹었다. 비유가 아니라 실제로 허벅지를 꼬집어 가며 버텼다. 삼 주에서 한 달 정도 간식을 입에 대지 않고 버티다 보니 디저트에 대한 욕심도 차츰 가라앉기 시작했다.

최우선 순위는 건강!

병원과 친해지기

병원은 살이 찔수록 두려운 마음이 들어 한 발짝 다가가기도 쉽지 않은 장소였다. 병원은 내 몸이 건강하지 않다는 사실을 가장 즉각적으로 알려줬기 때문이다. 의사 선생님이 내 몸 상태를 진단하고 여러 조언을 해주었지만 그 조언대로 실천하려는 의지가 전혀 없었다. 그런 내가 한없이 작아 보인 적도 많았다. 조금이라도 몸이 아플 때마다 '나중에 입원을 하게 되면 맞는 환자복이 있을까?'라는 생각이 들기도 했다. 그만큼 거구의 몸이었기 때문에 병원에 대한 두려움이 더욱 컸다. 하지만 병원은 체중을 감량하겠다는 계획을 이루기 위해 필요한 전문 기관이었다. 다이어트를 결심하고 나서 마음을 다잡을 겸 병원에 가기 전, 거울을 보며 나 자신에게 되물어 보았다.

　'체중계의 숫자로 나타나는 몸의 무게보다, 마음의 무게가
　더 무겁지 않니?'
　'언제까지 그 무게에 짓눌려서 너 자신을 가두어 둘 거니?'
　'너 자신을 위한 용기를, 인생에서 한 번쯤은 내 봐야 하지
　않겠니?'

　나보다 더 건강하고, 더 조금 감량하려는 사람들도 힘들어하는 게 다이어트라는데, 크게 아프기라도 한다면 굳게 다짐한 의지가 꺾일까 두려웠다. 조금이라도 계획을 방해하는 변수를 미리 줄이고 싶어 우선 정형외과에 갔다. 가장 먼저 체중을 지탱하고 있는 발목과 무릎 등을 진단받았다. "어디가 불편해서 오셨나요?"라는 의사 선생님의 질문에 나는 간절한 마음으로 진심을 담아 이야기했다.

　"제가 본격적으로 다이어트를 시작하면서 운동을 병행하

려는데 혹시나 발목이나 무릎에 제가 모르는 문제가 있을까 봐 진단을 먼저 받아 보려고요.”

“허허, 운동하다 아파서 오는 분은 봤어도, 운동 전에 진찰 받으러 오시는 분은 처음 보네요. 특별한 증상으로 오신 게 아니니 우선 간단한 진료들로 시작해 보시죠.”

가볍게 던진 의사 선생님의 말씀이 불안했던 마음을 조금이나마 안심시켜 주었다. 내 요청에 따라 무릎과 발목을 중심으로 엑스레이 검사를 받았다. 오랜 시간 많은 무게를 지탱하며 관절들이 많이 손상된 상태는 아닐지 내심 걱정이 되었다. 만에 하나 운동하기 어려운 상태라는 말을 듣게 되면 겨우 다짐했던 의지가 꺾일 것 같아 두려웠다. 하지만 몸 상태를 정확히 알고 나아가야 생활 습관을 올바르게 고치고 살을 뺄 수 있었다.

다행히 관절에 특별한 이상이 없다는 진단을 받았다. 더불어 과체중인 상태이니 운동 전후로 꾸준한 스트레칭이 필요로 하다는 얘기를 들었다. 그 조언에 마음의 짐을 덜고 운동을 시작했다. 그 후로 조그마한 통증이라도 느낄 때마다 병원에 가서 전문가의 진단과 진료를 받고 있다. 전문가의 도움을 받으면 운동을 계속 해도 괜찮은 상태인지, 컨디션 조절을 어떻게 해야 하는지 등 적절한 조언을 구할 수 있었다.

시작은 간단한 운동부터

첫 시작 운동, 걷기

병원에서 무릎과 발목 상태가 양호하다는 진단을 받고 본격적인 운동을 시작하기로 결심했다. 130kg의 사람이 무리하지 않는 선에서 혼자서 할 수 있는 운동이 무엇일지를 고민했다. 여러 생각이 들었지만 현실적으로 바로 실천할 수 있는 것은 걷기 운동이었다. 코로나 긴급 속보가 연일 보도되고 있어 걱정이 되었지만 걷기 위해 마스크를 쓰고 바깥으로 시작했다. 그때만 해도 마스크가 품귀 현상을 일으키던 시기라 마스크 한 장이 그렇게 아까웠다. 하지만 집에서 건강을 관리하지 않고 체중 문제로 병에 걸려 아프나, 코로나로 아프나 어차피 매한가지라 생각하며 망설임을 버렸다.

평생 운동의 운자도 모르고 살아왔던 나였다. 15분, 20분을 걷자마스크 너머로 숨이 턱까지 차올랐다. 발바닥은 찌릿하고 왠지 모르게 무릎이 삐거덕거리는 느낌이 들었다. 무엇보다 마땅히 입을 만한 운동복이 없어서 4~5XL의 고무줄 바지를 입고 매일을 걸어야 했다.

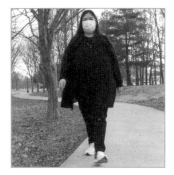

다. 이 상황을 의식하게 될 때면 점점 작아지는 듯한 느낌을 받았다. 항상 검은 옷으로 온몸을 감추듯 칭칭 감고 나서야 바깥으로 나갈 수 있었다. 딱히 큰 잘못을 하지 않았어도 체격이 크다는 이유만으로 누군가의 날카로운 시선을 받곤 했다. 아무리 어두운 옷으로 가려도 바깥으로 나가면 느껴지는 타인의 시선은 몸무게만큼 나를 짓눌렀다. 그로부터 상처받지 않기 위해 눈은 언제나 바닥을 향해 있었다.

예전의 나였다면 이 먹먹함을 해결하려고 무수한 밤을 이불 속에서 뒤척이면서 보냈겠지만, 이번에는 달랐다. 매일 공원을 걸으면서 조금씩 현실적인 대안과 방안들을 생각했다. 한 발 한 발 내디디며 고민을 정리하고 마음을 다독이는 시간을 가졌다. 이때부터 건강한 스트레스 해소법을 내 몸에 찬찬히 적응시켜 나가기 시작했다.

두 번째 운동, 실내 사이클

이번에 체중을 감량할 때만큼은 두 가지 목표를 잊지 않겠다고 마음속에 단단히 새겼다. 절대 식욕에 나를 던지지 않겠다는 다짐과 평생 가는 운동 습관을 만들자는 마음. 이 두 가지 생각을 바탕으로 현실적으로 실천 가능한 루틴을 찾아보았다.

살을 빼겠다고 다짐한 후, 언제든 시간에 구애받지 않고, 무릎과 발목을 지키면서 꾸준히 할 수 있는 운동이 무엇인지 찾아보았다. 많은 전문가가 추천한 것이 바로 실내 사이클이었다. 실내 사이클 운동은 의지만 있다면 언제든 집에서 시간에 구애받지 않고 할 수 있는 운동이었다. 실제로 체중을 감량한 지 삼 년이 지난 지금도 틈틈이 지속할 만큼 아주 좋은 운동이다.

우선 내 체중을 견딜 만한 실내 사이클 기구가 있는지 쇼핑몰을 뒤적거려 보았다. 이때 실내 사이클마다 표기되어 있는 최대 하중이 100~110kg이라는 문구를 보며 내가 거구라는 사실을 실감하곤 했다. 그걸 보며 '뭐야, 나는 20kg이나 더 초과하네'라는 생각을 하며 초고도 비만의 삶이 얼마나 불편한 것인가를 새삼 느꼈다. 그래서 더욱 사이클 기구가 내 몸에 맞는지 정확히 확인해 보고 싶었다. 무엇보다 이번에 제대로 투자해 좋은 기구를 들여놔야 운동을 조금이라도 오래 지속하리라는 계산도 있었다. 이를 계기로 몸을 계속해서 움직일 수 있는 환경을 만들고 싶었다.

사실 실내 사이클을 구매한 게 처음은 아니었다. 이전에도 실내 사이클로 체중을 감량하고 운동하려는 계획을 세워 인터넷으로 열심히 찾아보고 기구를 장만했었다. 하지만 안장에 장시간 앉아 있어야 하는 기구 특성상, 직접 보지 않고서는 130kg이라는 체중을 버틸 만한 기구를 찾기 힘들었다. 인터넷으로 구매하면 이렇게 미처 생각지 못한 이유로 실내 사이클 구매하는 데 번번이 실패하곤 했다.

그래서 이번에는 직접 매장을 찾아다니며 나에게 딱 맞는 실내 사이클을 찾았다. 이때 내가 이번만큼은 정말 간절하다는 사실을 느꼈다. 이렇게라도 노력을 해야 실내 사이클을 더 이상 옷걸이로 만들지 않고 '나 지금 정말 진지해'라는 인식을 내 몸에 심어 줄 수 있을 것 같았다. 이전과 달리 생각을 곧바로 행동하는 모습을 통해 나에 대한 믿음이 조금 더 생겼다.

그렇게 나에게 딱 맞는 실내 사이클을 찾았다. 그럼에도 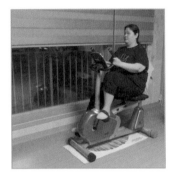 자전거 안장에 오래 앉아 있기 불편 했던지라 딱 30분만 타보자는 작은 목표를 세웠다. 처음엔 하루에 30분은 걷고, 30분은 실내 사이클 운동을 병행하기 시작했다. 나날이 의지를 쌓는 일상들을 보내면서 이 작은 행동들이 나에게 어떤 긍정적인 변화를 일으킬지 내심 기대가 되기도 하였다.

다이어트를 하며 '할 수 있는 것부터 실천하고, 일상의 작은 습관을 하나씩 바꿔 성장하자'라는 대원칙을 꼭 지켰다. 지금 돌이켜 보면 같은 목표를 세우더라도 그 목표를 추구하는 방식의 차이가 변화를 만들었다. 예전에는 무조건 한꺼번에 큰 목표를 잡아야 직성이 풀렸다. 이제는 길게 보고 작은 목표들을 꾸준히 실천하려는 방향성을 잡고 갔다.

130kg까지 살이 찌는 동안 여러 번의 요요현상을 경험했다. 그때마다 나를 쥐어 짜내고, 굶기만 하는 다이어트들을 했다. 이렇게 식단과 운동을 병행하는 다이어트는 내 인생에서 처음이었다. 과연 정말 살이 빠질지 의구심도 분명 있었다. 그럼에도 이번에는 몸에 밴 잘못된 습관을 전부 고치겠다는 간절한 목표가 있어 운동을 꼭 병행했다. '살 빼기'에 하루를 올인하는 일상이 아닌, 몸과 마음에 여유를 주며 차근차근 채워 나갔다.

세 번째 운동, 계단 오르기

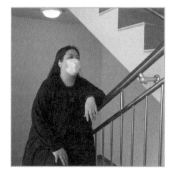

식단을 꾸준히 병행하면서 걷기 운동 30분, 실내 사이클 30분을 시작으로 사 개월 동안 꾸준하게 운동량을 늘렸다. 사 개월 하고도 절반이 넘어서자 16kg 정도 감량하고 실내 사이클을 장시간 탈 수 있는 체

력을 갖추게 되었다. 이전에는 길어야 삼 주에서 한 달만 다이어트 효과를 만끽했었다. 그랬던 내가 사 개월이나 버틸 수 있었던 이유에는 유튜브도 한 몫 했다. 유튜브에 영상을 올리기 위해 촬영본을 편집하면서 객관적으로 내 모습을 돌아볼 수 있었던 덕분이었다. 주기적으로 제삼자의 시선에서 나를 관찰하다 보니, 그동안 있는 그대로의 내 모습을 직면하지 않았다는 생각이 떠올랐다. 살찐 모습도 나라는 사실을 인정하지 않으려고 했던 것이다.

살을 뺄 때 가장 중요한 부분은 현재의 내 모습을 있는 그대로 인정하고 나아가야 한다는 것이다. 그동안 보통 사람들이 섭취하는 양보다 훨씬 많이 먹으며 살았는데, 하루 이틀 움직였다고 몸이 건강해질 리 없다. 현실을 빠르게 받아들이고 인정하는 순간에 변화가 시작된다는 믿음이 있었다. 매일 무거운 몸을 이끌고 운동하러 나갈 때마다 있는 그대로의 내 모습을 인정하며 나아간다는 것이 얼마나 어려운 일인가를 새삼 느꼈다.

걷기와 사이클에 익숙해진 후 2021년 4월, 예전에 아주 가끔씩 했던 아파트 계단 오르기 운동을 본격적으로 시작했다.

아파트 지하 2층을 시작으로 지상 28층까지, 총 30층의 계단을 오르는 데 처음엔 대략 40분이 걸렸다. 오르다가 힘들면 앉아서 쉬기도 했다. 마스크 너머로 들려오는 숨소리에 나 자신이 안타깝기도 했다. 한 칸 한 칸을 올라설 때마다 과연 감량에 성공할 수 있을지, 막막하면서도 시간이 흐른 뒤에 어떻게 변하게 될지 궁금했다.

시작은 작은 변화부터

다이어트를 시작할 때 거창한 운동법, 철저하게 계산된 식단, 전문 헬스 기구들이 즐비한 헬스장 같은 것은 없었다. 지금 있는 자리에서 할 수 있는 것이 무엇인지 둘러보고 바로 행동했던 실천력이 성공의 큰 밑바탕이 되었다. 애초에 다이어트를 결심했을 때 60kg 이상 감량하는 것을 목표로 생각한 적은 없었다. 그저 아침에 눈을 떴을 때 속이 더부룩한 느낌 없이 침대에서 나와 몸을 가볍게 움직이는 일상을 갖는 게 가장 큰 목표였다.

이전에는 처음부터 큰 목표를 정하는 바람에 무리하게 되었고, 이는 곧 다시 실패로 이어졌다. 아직 몸과 마음의 그릇이 작은 상태인데 욕심을 주체하지 못하고 시작부터 너무 많은 것들을 넣었다. 그리고 그 목표들을 그릇에 담지 못해 흘러넘치는 순간 다이어트에 대한 의지가 흐트러졌던 것 같다. 설정하고 나면 번번이 무너졌던 기억이 또렷하게 남아있었고, 이는 곧 더 큰 스트레스로 변했다.

그래서 이번만큼은 일상 속에서 실천할 수 있는 작은 변화들을 찾기 시작했다. 규칙적인 식사 시간 지키기, 조금씩 덜어 먹기, 조금이라도 할 수 있는 운동을 꾸준히 하기 등등. 평생 가는 생활 습관을 만들겠다는 생각으로 이 작은 규칙들을 하나씩 성공시켜 나가자 다이어트의 목적과 방향을 명확히 정할 수 있었다. 내가 가야 하는 길이 정해지니 쉽게 흔들리지 않는 강한 정신력을 쌓는 초석이 되었다.

목표는 '건강한 삶'

불행의 적신호가 켜지다

어린 시절엔 소아 비만, 성인이 되어서는 초고도 비만으로 살아온 나에게 가족은 언제나 애정으로 보듬어 주는 유일한 내 편이었다. 부모님은 매 순간 딸을 믿고 사랑으로 대해 주셨다. 동시에 가족들은 한창 다양한 경험을 쌓기 바쁜 시기에도 먹을 것의 유혹을 뿌리치지 못하는 나를 보며 안타까워했다. 그런 가족의 마음을 이해하면서도 애써 모른 척했다.

나의 식욕은 때로는 가족을 힘들게 했고, 등지게 했으며,

1 。 다이어트 시작할 때 반드시 해야 할 일

39

나를 이 세상에서 가장 못된 딸로 만들곤 했다. 그렇게 힘들어하는 가족들을 보면서 생긴 그 스트레스를 다시 식욕으로 풀었다. 그 과정을 무한 반복하며 살은 계속 찌고 있었다. 부모님이 점점 나이가 든다는 사실도 잊은 채 맛있는 음식을 최우선으로 여기던 나였다. 그런 나를 바라보던 부모님의 그 애절한 눈빛을 평생 잊을 수 없다.

이제는 추억이 되었지만, 푸른 하늘에 햇살이 가득했던 날이 떠오른다. 그날도 어김없이 식탁에서 치킨을 시켜 먹고 있던 나를 말 없이 바라보던 아버지의 말씀이 생각난다.

"내가 대신 살을 빼줄 수만 있다면 얼마나 좋을까?"
"내가 너를 보며 느끼는 이 무거운 마음을 네가 알아준다면 얼마나 좋을까?"
"내가 너를 사랑하는 만큼, 너도 너 자신을 사랑한다면 얼마나 좋을까?"

아버지는 이 말을 남기고 말없이 방으로 들어가셨다. 그때의 나는 참으로 어리고 어리석어서, 그 속에 짙게 밴 아버지의 마음을 느끼지 못했다. 당시 기억을 떠올리면 그때 먹었던 치킨 한 조각이 마음속에 아직도 얹혀 있는 듯한 느낌을 받곤 한다.

내가 식욕에 빠져 현실을 모른 척하는 동안 부모님의 나이 테가 하나씩 쌓이고 있었다. 그러던 어느 날 우리 가족의 건강 적신호가 켜지게 된다. 그날은 여느 때와 마찬가지로 어김없이 걷기와 자전거 운동을 병행하고 있었다. 마침 병원에 다녀오신 엄마가 현관문을 여는 소리가 들렸다. 그리고 엄마의 한 손에 는 갈색 봉투 하나가 들려 있었다. 그날 엄마의 표정, 분위기, 느낌이 잊히지 않는다. 갈색 봉투를 든 엄마의 모습이 그날따 라 한없이 무겁게 느껴졌다.

애써 태연한 척 무거운 몸을 실내 사이클에서 내리며 엄 마에게 다가갔다. "엄마, 왜 그래? 무슨 일이야?" 하지만 말하 지 않아도 엄마가 어떤 말을 할지 알 수 있었다. 평생의 단짝처 럼 지내온 엄마와의 유대감이 전한 직감이었을지 모른다. 그날 엄마가 가져온 위암 진단 소식은 식욕을 한순간에 뒤엎을 만큼 너무나 큰 사건이었다. 동시에 지금까지 내가 살아오며 식욕에 사로잡혀 얼마나 많은 시간을 낭비했는지 한순간에 깨닫게 해

주는 전환점이 되었다.

　"조직검사 결과 위암 진단이 나왔어. 서울아산병원부터 예
　약해 봐라."

　이 짧은 순간이 내 다이어트의 방향을 '건강'으로 확정지
은 계기가 되었다. 그렇게 서울아산병원에서 진료 일정을 예약
하고, 병원에 필요한 서류들을 챙기며 114kg 딸과 60대 엄마는
서울로 향했다.

　어른이 될수록 낯선 장소에 가거나, 새로운 사람을 볼 때
마다 움츠리게 됐다. 엄마가 병원에서 검진을 받는 날에도 마
찬가지였다. 엄청난 병원의 크기, 많은 사람, 새로운 장소를 이
유로 나는 작아졌다. 새로운 곳에 갈 때마다 체격이 크다는 이
유로 모든 사람이 나를 쳐다보며 비웃는 것 같았다. 검사를 받
기 전 병원 식당에서 식사를 하는 도중, 엄마가 말했다.

　"엄마가 괜히 아파서 미안해."
　"아니야, 내가 미안해."

식사를 마무리하고 그날 입원하기 전 엄마의 상태를 진단하기 위해 각종 검사를 먼저 진행했다. 병실을 배정받고 한참 짐을 정리하는데 한 간호사 선생님이 왔다. 환자에게 병원 생활에 대해 알려주기 위해서였다. 그런데 간호사 선생님께서 엄마가 아닌 내가 환자라고 생각하고 나에게 설명을 하셨다. 마음이 점점 더 무거워지는 순간이었다.

"아…. 엄마가 입원하러 온 거라서요, 저희 엄마한테 설명 부탁드려요."

이 말을 하는 순간 간호사 선생님의 당황한 표정과 엄마의 속상한 표정이 뇌리에 박혔다. 타인이 봤을 때 내 모습이 어딘가 아파도 이상하지 않은 상태라는 사실이라고 확인 사살 당하는 느낌이었다. 그리고 그 상황에 분노하기보다는 납득할 수밖에 없었다. 동시에 엄마에게 너무나 미안했고, 내 몸 하나 제대로 간수하지 못했다는 생각에 자책감이 크게 들었다. 안 그래도 위축됐던 마음이 더 작아지고 있었다. 내가 나를 조금이라도 통제하며 관리했더라면 이 상황이 일어나지 않았을텐데, 그러지 못했다는 생각에 다이어트를 해야겠다고 또 한 번 굳게 다짐하는 순간이었다.

서울이라고는 평생을 몇 번 와보지도 않았던 엄마였다. 지금 이 넓은 서울 땅에서 엄마가 유일하게 의지할 수 있는 사람은 단 한 명, 조금만 걸어도 숨을 헥헥대고 검은 옷으로 온몸을 가리기 바쁜 딸이었다. 이 사실을 깨닫는 순간 나는 정신을 다잡을 수밖에 없었다. 그래도 사람이 꼭 죽으라는 법은 없는지 천만다행으로 초기에 발견한 덕분에 가벼운 수술만 진행하면 되는 상황이었다. 그렇게 엄마와의 2주의 병원 생활이 시작되었다. 병원에서 생활하는 동안 엄마의 가장 큰 걱정은 당신의 몸 상태가 아닌 나였다. 병원의 간병인 침대가 내 몸에 맞느냐는 것이었다. 링거를 맞고 있는 엄마가 말했다.

"내가 간이 침대에 있을 테니까 너가 좀 더 넓은 환자용 침대에서 자라."

그렇게 말씀하시는 엄마를 보며 도대체 어디서부터 잘못이 되었길래 내 주변 사람들을 이렇게까지 몰아넣었는지, 자괴감이 들었다. 내가 식욕을 컨트롤 하지 못해 생긴 일 때문에 언제까지 사랑하는 사람들을 힘들게 해야 하는지 암담했다. 이 감정은 엄마가 병원을 퇴원하는 그날부터 지금까지 쭉 다이어트에 집중할 수 있게 만든 강력한 동력이 되었다.

그렇게 입원 생활이 끝난 후 집으로 돌아온 날부터 다시 실내 사이클에 올라타고, 매일 걷는 시간도 늘렸다.

1 。 다이어트 시작할 때 반드시 해야 할 일

45

다이어트 성공을 위한 체크리스트: 일상 점검

STEP1. 식습관 점검하기

1단계	평소 채소를 하루에 얼마나 섭취하고 있나요? 여러분이 좋아하는 채소나 신선 식품이 있는지 적어 봅시다.
2단계	일주일 중 외식을 몇 번 하시나요? 가공 식품이 적게 들어간 외식 메뉴도 함께 적어 봅시다.

STEP2. 운동 습관 만들기

1단계

지금 주기적으로 하고 있는 운동이 있나요?
과거에 즐겁게 했던 운동이 있다면, 그것도 함께 적어 봅시다.

> TIP: 아직 운동을 시작하지 않았다면 해보고 싶거나, 일상 속에서 부담
> 없이 할 수 있는 활동을 적어 봅시다. 저처럼 가볍게 걷기 운동으로
> 시작하는 것도 좋은 방법이지요!

2단계

일상 속에서 여러분은 언제 운동을 할 수 있나요?
일주일 중 운동할 수 있는 요일과 횟수, 그리고 시간대를 적어
봅시다.

> TIP: 살을 빼야 한다는 마음에 무리한 계획을 세우지 않아도 괜찮아요.
> 일상 생활에 영향을 주지 않는 선에서 천천히 시작해 보아요.

1 。 다이어트 시작할 때 반드시 해야 할 일

47

NOTE

2

혼자서 23kg 감량하기

√	√	√	√	√
√	√			

천 리 길도 한 끼부터

식욕의 고삐를 쥐다

아침을 먹는 습관은 필수

엄마와의 병원 생활 이후, 더 단단해진 각오로 흐트러진 생활 리듬을 다시 찾기 위해 노력했다. 여전히 체중은 세 자리여서 몸은 항상 무거웠고, 피로감에 휩싸여 있었다. 그렇지만 숨 쉬는 것 빼고는 다 바꾼다는 마인드로 정해진 시간에 일어나고, 규칙적으로 먹는 습관을 유지하기 위해 꾸준히 노력했다.

시각적인 포만감을 채우기 위해 하나의 접시에 먹고 싶은 음식들을 조금씩 담아 먹기 시작했다. 소위 말하는 '입 터짐'이라는 변수를 막기 위해 최대한 먹고 싶은 음식을 먹되, 양을 조절하기로 했다. 무엇보다 간절한 의지만 있다면 목표는 반드시 이뤄진다는 말을 꼭 경험해 보고 싶었다. 이렇게 식욕을 잠재우기 위해 만반의 노력을 했으나, 그럼에도 완전히 지워 버릴 수는 없었다. 식욕에서 완전히 벗어날 수 없다면 이것을 잠시 잊는 방법을 찾기 시작했다.

식욕을 잊기 위해 했던 것은 거창한 방법이 아니었다. 우선, 일상의 작은 습관 중 바꿀 수 있는 것이 무엇인가를 생각해 보았다. 첫 번째로는 밥을 먹고 나서 그대로 앉아 있지 않고, 설거지를 하거나 가볍게 집안 정리를 했다. 식사 후 내 주변을 깔끔하게 정돈했고, 일상을 보내는 중간중간 생각날 때마다 조금씩 움직이는 습관을 들여 음식이 잘 소화되도록 했다. 그리고 삼만 원 이하의 생활 용품이 필요하면 인터넷 쇼핑보다는 직접 구매하는 방식을 택했다. 틈틈이 가볍게라도 몸을 움직이자 허기진 상태에서 20분 정도 지나면 식욕이 가라앉는 감각을 느끼게 되었다. 하루 24시간 내내 먹을 것만 생각하던 머릿속이 달라지기 시작한 것이다. 이것을 체감한 후, 식욕에서 해방되기 위해 더 꾸준하게 움직이면서 노력했다. 몸을 움직이면 움직일수록, 또는 음식을 의식하지 않을수록 체중을 감량하는 데 조금씩 도움이 된다는 사실을 처음 알게 되었다.

많은 전문가들이 아침을 꼭 먹어야 한다며 그 원리를 설명하고 추천한다. 그 이유를 직접 체중을 감량하면서 절실히 깨닫게 되었다. 아침을 먹은 날에는 오후에 식욕이 생겨도 휘둘리지 않을 수 있는 힘이 생겼다. 이렇게 좋은 습관이 만들어 준 긍정적인 변화를 체감하니 그 느낌을 더 오래 갖고 싶었다. 이렇게 서서히 하루에 세 끼를 챙겨 먹는 식습관이 자리를 잡기 시작했다.

아침 식단은 최대한 자연식 위주로 챙기기 시작했다. 점심, 저녁도 되도록 동일하게 구성하되 섬유질과 식이섬유를 먼저 먹었다. 이렇게 음식의 성질을 고려해 식사를 하니 포만감이 들어 식사량을 조절하는 데 적응할 수 있었다. 아침 식사를 챙기지 못했을 때는 달걀흰자, 사과 반쪽이라도 가볍게 챙겨 먹으려고 노력했다. 아침을 가볍게 먹는 이 습관은 체중을 감량하는 동안 입 터짐 현상을 막아주었다.

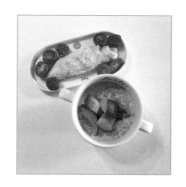 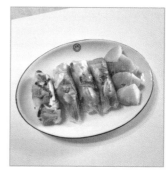

식단은 반복 훈련을 통해 적응된다

그동안은 '아침을 먹는 것'이 아니라 '아침을 준비하는 것'이 익숙하지도 않고, 번거롭기도 했다. 그래서 간단하게 해결할 수 있는 음식들을 찾게 되었다. 편하고 준비하기 쉬운 메뉴로 준비하니 식사 시간이 오래 걸리지 않으면서 적당량을 먹을 수 있다는 장점이 있었다.

건강한 생활 습관을 만들기 위해서라면 매끼 식사마다 정성을 들여 준비할 줄 알아야 했다. 이때 '정성을 들인다'는 의미는 거창한 요리를 준비하라는 뜻이 아니다. 건강을 생각하고 내 몸에 필요한 영양소가 무엇인지 생각해 식사를 마련하는 것이다. 식단을 준비할 때 가장 중요하게 생각했던 부분이 바로 영양이었다. 섬유질과 단백질을 고루 섭취할 수 있도록 두부, 채소와 더불어 버섯과 해초 종류를 냉장고에 항상 준비해 두었다. 일요일 저녁에는 메뉴를 정해 그다음 주 금요일까지 챙겨 먹을 수 있을 만큼 음식을 준비해 두었다.

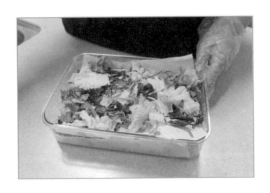

이 과정을 손이 많이 간다고 생각이 든다면 그때가 평생 습관을 만들겠다는 목표가 흔들리는 순간이라고 생각했다. 그래서 위기의 순간이 다가올 수 없도록 '숨 쉬는 것 빼고 다 바꿔보자'라는 결심을 언제 어디서든 내 머릿속에 각인시켰다.

머릿속으로 하는 실천은 백 번이고, 천 번이고 가능하다. 하지만 아무리 많이 생각해도 정작 행동하지 않으면 아무 의미가 없다. 열 번의 행동이 모여야 내 몸이 바뀔 수 있다는 것을 분명 알고 있었다. 다이어트에 성공하기 위한 답안지는 이미 내 손에 있었다. 그 답을 따라 몸만 움직이면 되었다. 물론 답을 안다고 해도 처음부터 모든 것을 잘할 수는 없었다. 처음엔 재료 손질에만 많은 시간이 걸렸다. 어떤 요령도 없었기에 쉽게 피곤해지기 일쑤였지만 익숙해질 때까지 몇 번이든 같은 행동을 반복적으로 훈련하다 보니 결국에는 손에 익었다.

인생의 모든 것에 적용되는 말이겠지만 진정으로 원하고, 하고자 하는 일에는 끊임없는 반복이 필요하다. 식사를 한다는 것은 그저 '밥 한 끼 뚝딱'이 아니다. 오늘의 한 끼 식사가 내일의 나를 만드는 밑바탕이 된다. 오늘의 운동이 내일의 몸을 조금이라도 더 가볍게 만든다. 더 건강한 몸을 만들기 위해 목표로 삼았던 습관을 온전히 내 것으로 만드는 과정들을 즐기게 되었다.

생활 패턴에 맞는 식사 시간 정하기

우선 적절한 식사 시간을 찾기 위해 나를 관찰했다. 보통 아침에 몇 시에 눈을 뜨는지, 언제 컨디션이 가장 좋고 언제쯤 컨디션이 나빠지는지, 또는 운동 시간이 길고 짧았을 때의 몸 상태와 평균적인 취침 시간까지 꼼꼼히 관찰했다.

이 시간은 다이어트 기간 동안 몸의 소리를 귀담아듣고 집중하는 시간이 되었다. 이 분석을 토대로 보통 아침에 7시쯤 눈을 뜬다면 첫 식사를 7시 30분을 잡았고, 그 후 오후 12시를 점심시간으로 정했다. 오후 3~4시쯤 출출해질 때면 칼로리가 거의 없는 음식 위주로 간식을 챙겨 먹었다. 식사 시간 사이에 공복인 상태를 최소 세 시간은 유지하기 위해 노렸했다. 그리고 저녁 6~7시를 마지막 식사 시간으로 삼아 그다음 날 아침 7시 30분까지 12시간의 공복 시간을 유지하는 계획을 만들고 실천했다. 식사마다 공복 시간을 서너 시간 정도 유지하는 이 습관은, 훗날 PT 수업을 받을 때 하루에 네 끼로 나눠 먹는 식습관이 익숙해지기까지 정말 큰 도움이 되었다.

매일 밤 야식을 챙겨 먹었던 터라 공복 상태에 적응하기까지 허기짐에 시달렸지만 이 또한 견뎌야 했다. 포만감이 사라진 밤은 너무나 길게 느껴졌다. 허기짐에 뒤척일 때마다 이젠 한계라는 생각이 들었다. 그렇게 길고 긴 밤을 버틴 뒤에도 단 1g도 빠지지 않았다는 사실에 허탈할 때도 많았다. 하지만 이 과정에 익숙해져야 체중을 감량할 수 있다는 확신이 있었기에 감정에 휘둘리지 않으려고 했다. 이전에는 감정에 따라 살았다면, 이제는 규칙과 냉정함으로 나를 돌보고자 했다.

사람의 몸은 결국 어떠한 상황에서든 적응하게 되어 있다. 130kg이라는 체중으로도 어떻게든 살고 있지 않았던가? 그만큼 내 몸은 생각 이상으로 튼튼하고 단단했다. 이를 믿고 힘들어도 차근차근 내가 정한 삶의 패턴에 몸과 마음을 적응시키고자 했다. 앞으로는 본능과 감정에 끌려가는 삶이 아니라 나를 주도하며 살고 싶었다.

누군가는 이 이야기를 듣고 과장한다고 생각할 수 있다. 하지만 단 음식과 정제 탄수화물에 극도로 중독된 삶을 살아온 이들에게는 이를 극복해 내기까지 헤아릴 수 없이 많은 노력과 의지가 필요했다. 괜히 많은 이들이 새해 다짐으로 '금연과 다이어트'를 최우선으로 두는 것이 아니다. 이성적으로 나를 통제하려 할수록 뒤돌아서면 음식이 생각나고, 가만히 있으면 더 생각났다.

이 중독에서 벗어나려면 나 자신과의 합의 하에 만든 규칙을 만들고 반드시 지켜야 한다. 규칙을 정할 때 중요한 점이 있는데, 처음에는 부담없이 가볍게 시도할 수 있는 규칙을 정해야 한다는 것이다. 아무리 조급한들, 하루에 24시간이 흐른다는 사실은 변하지 않는다. 이 시간을 어떻게 나누고 분배하고 행하는지에 따라 내 건강이 좌우된다는 것을 인지해야 했다.

그동안 달콤한 음식들의 유혹에 사로잡혀 잊고 지냈을 뿐 나는 나약한 사람이 아니라는 것을 매일 상기시켰다. 의지와 노력의 값어치를 낮게 평가할수록 한없이 낮아지는 게 자존감인 것 같다. 다이어트도 결국 나를 위한 것이기에 나의 몸과 마음을 최우선으로 고려해야 한다. 그런 마음이 없으면 다이어트에 성공할 수 없다는 마음이 컸다. 그래서 순간의 허기짐에 집중력을 놓지 않으려고 의지를 다잡았다.

먹더라도 건강하게

엑스트라 버진 올리브유를 가까이하기

일상적으로 쉽게 만들 수 있는 식단을 준비하다 보면 어쩔 수 없이 기름을 사용하게 되었다. 에어프라이어를 사용하는 등 기름을 사용해야 할 때는 일반 식용유 대신에 스프레이형 엑스트라 버진 올리브유를 뿌리기 시작했다. 엑스트라 버진 올리브유는 혈당 수치를 잡아주는 데 탁월해서 빵이나 샐러드에 한 큰술씩 뿌려 먹기도 했다. 기름 사용을 금지하는 대신 최대한 몸에 좋은 기름을 사용하려고 노력했고, 다행히 입맛에 맞아서 큰 거부감 없이 잘 적응할 수 있었다.

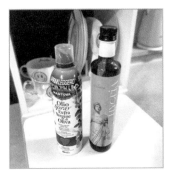

배가 고플 때는 신선한 간식을

허기짐은 다이어트를 할 때마다 항상 따라오는 단짝 친구 같다. 식사 사이마다 공복 시간을 유지하려 했지만 공복감을 무시할 수 없을 때가 종종 있었다. 참으려 하면 할수록 더 끌리는 게 사람의 본능인 만큼, 식욕을 강제로 절제하려는 생각을 버렸다. 대신 인스턴트 음식보다 조금이라도 더 신선한 간식을 먹어 필요한 영양소와 수분을 섭취해 몸에 활력을 주기 위해 노력했다. 모든 음식을 다 참아야 한다는 생각을 버리고 출출할 때마다 칼로리가 적은 토마토나 채소를 간식으로 가볍게 먹었다. 특히 운동을 끝내고 허기질 때는 오이와 파프리카를 먹었다. 오이와 파프리카로 수분을 충전하면서 씹는 식감을 즐기고, 브로콜리를 먹으면서 포만감을 키웠다. 단 음식이 먹고

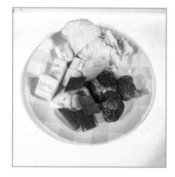

싶을 때는 블루베리를 먹어 달콤함도 곁들였다. 이렇게 가벼운 간식을 먹으면 식사 시간 사이의 공복일 때와, 식사를 준비하는 시간에 고칼로리 간식으로 배를 채우지 않을 수 있었다.

이때 앞으로의 다이어트에도 영향을 미칠 식단 구성의 정체성이 잡혔는데, 그것은 바로 '적당량 먹기'다. 이때는 다이어트의 대표적인 재료인 닭 가슴살과 채소로 식단을 제한하지 않았다. 먹고 싶은 메뉴들로 자유롭게 구성했다. 대신 단백질과

탄수화물을 반드시 챙기며 나머지 밑반찬이나 간식거리도 적당히 먹는 방향으로 식단을 구성했다.

물론 먹는 것에 중독된 상태나 다름없었기에 식사량만 조절해도 여기에 적응하기가 쉽지 않았다. 하지만 해내야 했다. 가능하게 만들어야 했다. 어떤 상황이든, 무슨 이유든 내 몸은 그것을 알아주지 않는다. 그래서 변화할 수 있는 상황들을 계속해서 만들어가야만 했다. 그렇게 작은 변화를 꾸준히 만들 수 있는 원동력을 계속해서 이끌어 냈다.

치팅 없는 치팅데이

치팅데이는 식단 조절 중 참았던 음식을 1~2주에 한 번 먹는 날을 뜻한다. 그래서 다이어트를 결심한 후에도 치팅데이를 갖고 싶다는 유혹이 주말마다 찾아왔다. 이번에는 몸에 독소를 쌓는 가공식품 대신에 자연식을 추구하자는 마인드였기에 되도록 치팅데이를 갖지 않으려고 했다. 감량을 결심하기 전에는 매일 치팅데이가 연속되던 삶을 살아왔던지라 절제해야 한다고 여겼기 때문이다. 이 생각을 하기가 무섭게 주말마다 고비가 찾아왔다.

소셜미디어에서 나타나는 치팅데이는 날을 정해 고칼로리 음식들을 종류별로 시켜 종일 쉬지 않고 먹는다는 분위기가 강했다. 이것은 나의 다이어트 방향성과는 맞지 않았다. 내가 생각하는 치팅은 평소에 먹고 싶은 메뉴였지만 부담스럽지 않은 선에서 정갈하게 먹는 것이었다. 예를 들어 평소에 두부 유부초밥을 4~5개만 먹었다면 이날은 8~9개를 먹었다. 또 치팅

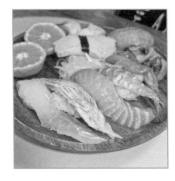

데이라 할지라도 초밥을 주문할 때는 식당에 항상 "초밥에 밥은 조금만 넣어 주세요."라는 말씀을 드렸다. 이런 사소한 일상들에서 나만의 규칙과 습관을 계속해서 만들어 나갔다.

어떠한 상황에서도 첫 번째 목표는 건강한 감량이라는 것을 잊지 않기 위해 끊임없이 상기시켰다. 무조건 적게 먹는 것이 아닌, 먹고 싶은 메뉴를 먹어 식욕을 자극하지 않는 방법에 대해 항상 고민했다. 이런 고민들은 나중에 식욕을 관리할 수 있는 유용한 데이터가 되었다. 돌이켜보면 이때 순간적인 충동을 참는 훈련이 되었던 것 같다. 다이어트를 하며 인내심을 쌓

으니 어떤 결정을 할 때 충동적으로 선택해 버리지 않고 이성
적으로 고려해 더 나은 결정을 하는 데 도움이 되었다.

고비는 언제든지, 갑자기 찾아온다

이미 찐 살, 뒤돌아보지 말자

불편한 삶, 익숙한 상처

다이어트를 하는 동안 운동과 식단을 지키는 게 중요했지만, 그만큼 마음을 다스리는 것도 매우 중요했다. 다이어트와 엄마의 병간호를 병행하며 어느덧 한 계절이 지났다. 그동안 다이어트를 결심하고 삼 개월을 넘지 못하기 일쑤였다. 그런데 처음으로 사 개월 차에 접어들며 나름 단기 다이어트에서 진화한 것이다. 다이어트 과정을 기록한 유튜브 영상들도 하나씩 쌓이며 응원 댓글에 큰 힘을 얻어가던 시기였기에 더 마음을 단단히 잡아 나가고자 노력했다.

몸무게 수치로만 보면 성공적으로 체중을 감량하고 있었으나 체중은 여전히 세 자리였던 터라 영상을 날카로운 시선으로 바라보는 사람들도 있었다. 이때 소위 말하는 악플을 이때 처음 경험했다. 처음으로 마주한 가시 돋친 말들에 밤을 새우기도 했다. 하지만 이미 나는 현실에서 온갖 차가운 시선을 맞닥뜨렸다. 이렇게 생각해 보니 오히려 그런 반응들이 신선하게 느껴졌던 것 같다.

어린 시절에도 체격이 컸기 때문에 또래보다 더 큰 신발 사이즈를 신었다. 중학생 때 이미 발 사이즈가 255mm여서 원하는 디자인의 신발을 신기보다는 발이 편안한 신발을 찾는 게 더 중요했다. 어느 날 엄마가 내 사이즈에 맞는 신발을 찾았다며 환하게 웃으며 새 운동화를 사 오신 적이 있었다. 그 운동화가 너무나 마음에 들어 그걸 신고 친구 집에 놀러 갔다. 그때 일을 마치고 돌아오신 친구 부모님이 현관문 앞에서 버럭버럭하는 소리가 들렸다. "너, 남자애들이랑 집에 놀러 와있니?" 어린 사춘기 딸을 홀로 두고 일하러 나갔다 돌아오신 친구 부모님이 현관 앞에 놓인 큰 사이즈 신발을 보고 놀란 것이다.

오해를 풀기 위해 내가 방문을 나서며 "아니에요, 아주머니. 제 신발이에요. 죄송합니다."라고 말했다. 내 체격을 보며 정말 미안해하시는 친구 부모님의 눈빛을 본 그 순간부터 내 몸, 심지어 발 사이즈도 또래 친구들과 다르다는 걸 인식했다. 그리고 웃으며 신발을 사주신 엄마에게 미안한 마음이 가득했다. 그 순간 엄마의 얼굴이 떠오르며 느꼈던 마음은 아마 속상함이었다.

그 이후에는 혼자서 위축된 채 살게 되었다. 사실 아무도 나를 신경 쓰지 않았을 지도 모른다. 하지만 그 당시의 내 마음에는 작은 가시를 모으듯 일상이 날카로운 기억들로 채워졌다. 엘리베이터를 타면 왠지 모르게 눈치를 봤고, 버스에 오르면 좌석이 있어도 의자 사이즈가 맞지 않을까 봐 텅텅 빈 의자들을 두고도 홀로 서 있었다. 단체 여행을 갈 때는 맞는 잠옷이 없어 무얼 입고 자야 할지 고민해야 했다. 식당이나 카페를 가더라도 나한테 맞는 의자 사이즈가 있을까 걱정하며 가장 먼저 내부 공간을 체크했다. 한평생을 이 불편한 감정을 곁에 두고 살아와서 유튜브 영상에 종종 달리는 가시 돋친 말들이 큰 아픔으로 다가오지 않았다.

후회의 늪에서 벗어나기

매년 다이어트와 요요현상이 반복되면서 의식하진 못했지만 몸무게 변화에 둔해지고 몸을 쓰는 것이 힘들어지고 있었다. 그러면서 나는 점점 거울 속에 비춰 보는 일이 줄어들었다.

하지만 이번 다이어트는 달랐다. 시간이 걸리긴 했지만 매일 활동량을 늘리면서 체력이 좋아졌고 몸무게도 줄어들었다. 문제는 이 변화가 매우 미미한 수준이었다는 점이다. 체중계의 숫자는 분명 줄어들고 있는데 카메라와 거울에 비친 내 모습, 눈바디는 크게 달라지지 않은 듯했다. 다른 사람들은 10kg을 감량하면 체형과 외모가 크게 변한다던데 나는 어쩜 이렇게 한결같은지, 살이 쪘는지 빠졌는지조차 알 수 없이 그대로인 모습이었다. 변화가 눈에 띄지 않아 마음이 점점 무거워졌다.

하지만 당시 나의 다이어트 목표, 99kg까지는 버텨보기로 했다. 그때까지 포기하지 말고 한 번에 쭉 감량해 보자고 결심한 것이다. 그 당시에는 내가 68kg을 감량할 것이라고는 언감생심 생각지도 않았다. 나 자신조차도 그만한 일을 이룬다는 건 세상에서 절대 일어날 수 없는, 불가능한 일이라고 확신하고 있었다. 그래서 당시의 유일한 목표는 두 자릿수 몸무게를 달성하는 것이었다.

유튜브 영상을 꾸준히 올리며 사람들과 소통하다 보니 긍정의 힘을 주는 좋은 댓글들이 하나둘 쌓이기 시작했다. 그리고 다이어트와 운동에 관해 큰 도움이 되는 댓글들도 있었다.

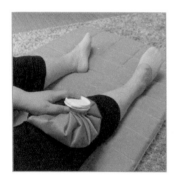

초고도 비만이기 때문에 허리와 무릎, 발목에 항상 신경 써야 한다는 여러 댓글에 물주머니를 사서 운동 후에는 항상 따뜻한 물로 찜질을 했다. 찜질하기 전에는 몰랐는데 막상 규칙적으로 찜질을 해보니 몸의 피로가 더 빨리 회복되는 느낌이 들었다. 그렇게 나만의 루틴과 일상을 만들고 있었다.

그렇게 걷기, 실내 사이클, 계단 오르기를 조금씩 병행하고 있었다. 눈이 휘몰아치고 강풍이 불어오는 날, 여느 날처럼 계단을 오르기 시작했다. 깜깜한 밤, 계단에 한 칸씩 발을 디디는데 문득 이 여정이 언제 끝날지, 이 어둠 속의 어디에 내가 서 있는지 모르겠다는 아득함이 나를 붙잡았다. 갑자기 몰아치는 감정 속에서 겨우 15층을 올랐을 때엔 눈앞이 흐릿해지는 걸 느꼈다. 그동안 참아왔던 감정이 울컥 올라와 눈물이 주룩 흘렀다.

다이어트를 늦게 시작한 것을 또다시 후회하기 시작했다. '살을 더 일찍 뺐더라면', '더 빨리 감량하기로 결심했더라면'이라는 종류의 후회가 아니었다. 맛있는 음식을 먹고 행복했다면 그다음에는 운동으로 먹은 만큼 소모했어야 했는데, 단순히 먹기만 하면 행복할 줄 알았던 나의 미련함에 대한 후회였다. 먹는 즐거움이 주는 만족감과 행복을 너무나 잘 알고 있었다. 어릴 때부터 먹는 것을 워낙 좋아했고, 음식을 먹으며 쌓은 즐거운 추억들도 분명히 있었다. 행복하기 위해 음식을 먹은 것은 자체가 잘못된 것은 아니니 그 순간의 선택을 전부 부정하고 싶지 않았다.

다만 삶을 돌이켜 보면 내 인생의 방향을 결정하는 중요한 순간마다 항상 식욕을 우선시했다. 음식이 주는 일시적인 쾌락에 눈이 멀었던 삶이었다. 그런 삶을 지속하게 된 이유에 대해서 차디찬 15층 계단 끝자락에 앉아 밤새 생각했다.

도저히 28층까지 오르고 싶지 않았다. 대신에 온갖 잡념이 머릿속에 떠오르기 시작했다. 지금 당장 엘리베이터를 타고 다시 따뜻한 침대로 들어갈까? 눈보라 몰아치는 날인데 오늘 하루쯤은 침대에서 호사를 부려도 되지 않을까? 날이 추울 때 라면 끓이면 정말 맛있는데 달걀 노른자 하나 풀어 넣은 라면에 신 김치 올려서 먹고 푹 잘까? 복잡한 머리를 환기시키기 위해 계단에 털썩 주저앉았다. 그리고 유튜브 채널의 댓글을 하나하나 읽어보다 우연히 한 문장이 눈에 들어왔다.

"손리사님, 계속되는 삶인 만큼 포기하지 마세요."

망치로 한 대 맞은 것 같았다. 그 한 문장이 나에게 강렬히 다가왔다. 그래, 계속되는 삶이지 않은가. 물론 지금 당장 라면 한 그릇을 먹고 따뜻한 침대에 들어간다고 해서 삶이 끝나지는 않았다. 하지만 한 번 의지를 꺾게 되면 두 번 세 번은 더 쉬울 텐데 매번 날씨나 시간을 핑계로 또 편안함만을 추구하며 살게 되지 않을까? 무거운 몸을 낑낑거리는 일상이 계속되는 삶이라면 그것만큼 나를 고통으로 밀어 넣는 일이 있을까 싶었다. 나를 고통으로 밀어 넣은 사람도, 무거운 몸에서 꺼내는 사람도, 모든 것의 해답을 가진 사람도 결국 나 자신이다.

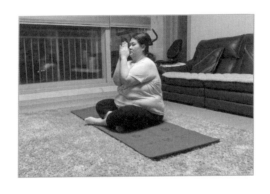

그런데 언제까지 몸과 마음이 편하기만 한 삶을 살 것인가. 이미 잘못된 부분을 알고 있으면서 편안함만 추구하는 것은 내 삶을 포기하는 것과 다름없다는 생각이 들었다. 삶이 계속된다는 사실에 감사한 마음을 갖고 한 발씩 계단을 오르기 시작했다. 작은 바람에도 꺾일 만큼 약했던 의지력이 한층 더 강해지는 순간이었다. 그렇게 마음속에서 변화가 일어나면서 몸이 점점 가벼워지기 시작했다. 강해진 의지력만큼 살도 점차 빠지고 있었다.

어떤 미사여구를 통틀어서도 표현할 수 없을 만큼, 지금의 내 모습에서 벗어나고 싶다는 간절함이 너무나도 컸다. 이제까지는 없었던 절실한 마음 덕분이었는지 식욕이 조금씩 잡히기 시작했다. 내 마음은 마치 한겨울처럼 혹독한 상태였다. 그만큼 다음 해에 다가오는 봄에는 몸도 마음도 더 가벼워지길 진심으로 바라고 또 바랐다.

슬슬 걷기와 실내 사이클, 계단 오르기에 익숙해지면서 이외에도 새로운 즐길 거리를 찾다가 실내용 복싱 탭 볼을 구매하게 되었다. 머리에 두르는 밴드에 작은 공이 끈으로 이어져

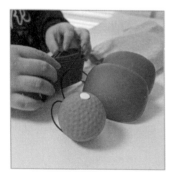

있는 도구였다. 이리저리 튀는 모습이 얄밉기도 했지만 새롭고 즐거운 활력을 불어넣어 주었다. 일상 속에서 비슷한 패턴으로 움직이되 이런 사소한 변화를 끊임없이 주기 위해서 노력했다.

운동에 흥미를 갖기 위한 노력을 거듭한 사이 몸은 점점 가벼워져서 드디어 110~120kg 구간에 진입했다. 비가 그치고 날씨가 환하게 개듯, 나 자신을 의심했던 날들이 걷어졌다. 무엇보다 살이 빠졌다는 사실을 알고 가족들이 너무나도 좋아했다. 당사자인 나만큼 기뻐하는 모습에 의지를 더 단단히 잡을 수 있었다. 할 수 있다는 생각만이 아닌, 해야만 한다는 의지와 실천이 단단해지기 시작했다.

114kg이 되어 기쁜 마음과는 별개로, 언제나 내 의지가 흔들릴 수 있고, 10~15kg의 요요는 눈 깜짝할 사이에 올 수 있다는 생각을 했다. 그래서 생활 패턴이 흐트러지지 않도록 방심하지 않기 위해 계속 의식했다. 매일 걷기 운동을 한 결과 하루 4천 보를 걷던 체력은 어느덧 8천 보를 걸을 수 있을 만큼 늘었다. 30분을 겨우 타던 실내 사이클은 어느새 50분까지 탈 수 있게 되었다. 운동과 식단을 반복하는 일상에는 어떠한 요령도, 요행도 없었다. 정석대로 실천하자 체력이 늘었다는 걸 실감하자 꾸준하게 일상을 유지했을 때의 효과가 대단하다는 사실을 알게 되었다.

체력이 늘고, 살이 빠지는 게 보였지만 그 와중에도 남들이 다 하는 쉬운 방법으로 체중을 감량하고 싶기도 했다. 인터넷 속 세상을 조금만 클릭해 봐도 "다이어트가 제일 쉬웠다."라는 자극적인 문구과 관련 상품이 가득하다. 나라고 왜 그런 유혹을 느끼지 못했겠는가. 하지만 그런 다이어트로 얻은 결과는 온전한 내 것이 아니라고 생각했다. 내가 나를 통제할 수 있어야 살아가면서 의도치 않는 상황들을 마주할 때 나를 놓지 않고, 요요현상 없이 계속해서 나아갈 수 있을 것만 같았다. 광고에서 흔히들 말하는 '맛있게 먹고 쉽게 빼는 살'은 절대 없다고 생각했다. 힘든 만큼 정석대로 가야 요요현상 없이 체중을 감량할 수 있다. 의지가 약해질 때도 있었는데, 우연히 인터넷에서 본 어떤 문구가 나를 다시 붙잡아 주었다.

"느리게 빠질 뿐 안 빠지는 살은 없다."

맞는 말이다. 내가 나 자신을 놓지 않고 믿는다면 내 몸도 따라와 줄 거라 믿었다. 우리의 몸은 기계와 달라 고정적이지 않고 주변 환경에 따라 쉼 없이 바뀐다. 게다가 상황은 내 뜻과 전혀 다르게 변하기도 한다. 그렇기에 커다란 변수를 만나더라도 그 속에서 어떻게 나를 통제할 수 있는지가 성공 여부를 결정하는 한 끗 차이를 만드는 것 같다. 처음 다짐했던 마음과 의지를 잊지 않는다면 언젠가 살은 빠지게 되어 있다고 끊임없이 되뇌었다. 68kg을 감량하는 기간 동안 그 사실을 절실히 배웠고, 멘탈을 단단히 쌓기 위해 노력했다.

반복에 지치지 않아야 한다

식욕을 조절하는 게 쉽지 않다고들 하지만 내게는 특히나 굳건한 다짐이 필요했다. 안 그래도 다른 이들보다 더 많이 노력하고 시간을 투자해야 살을 뺄 수 있다. 그래서 다이어트를 성공시키기 위해서는 넘치는 식욕을 통제해야만 했다. 물론 앞으로 먹고 싶은 음식을 마음대로 먹고 살 수 없고, 그 끝을 알 수 없다는 사실이 크게 부담되기도 했다.

그동안 음식은 나의 희노애락을 함께했다. 식욕을 조절해야 한다는 사실이 '중력을 거슬러야 한다'는 주문을 들은 것처럼 무겁게 다가왔다. 다이어트를 늦게 결심하는 바람에 그만큼 상황을 어렵게 만들었다는 후회가 찾아왔다. 그리고 다이어트 기간을 얼마나 견뎌낼 수 있을지 모르겠다는 막막함에 휩싸였다. 하지만 언제나 그렇듯 삶은 예측할 수 없다. 반대로 생각해 보자. 언제는 내가 130kg까지 살이 찌리라고 생각이나 했을까? 누구도 이 상황을 예견하지 못했듯, 마찬가지로 다이어트를 성공할 수도 있지 않겠는가.

내가 마음먹은 과정에는 어떠한 의학적 수술, 시술, 다이어트 보조제도 없었다. 그 길은 지름길 없는 오르막이기에 분명 남들의 몇 배에 달하는 시간이 걸리겠지만 내가 나를 믿고 있고, 포기하지 않고 나아가다 보면 결국 해답은 나올 것이라고 믿었다. 이때 가장 중요한 것은 의지의 끈을 놓지 말고 반복에 익숙해져야 한다는 것이다. 특히나 몸무게가 세 자릿수일 때는 체형의 변화가 두드러지지 않아 빼도 빼도 끝이 없다는 느낌을 강하게 받았다. 그만큼 내면의 나와 더 많이 충돌하는 시기였다.

중간중간 통증을 느낄 때마다 아픔을 더 키우지 않고 그 즉시 병원으로 달려가서 진찰과 검진을 받았다. 평생 운동하지 않던 몸이 식단을 바꾸고 운동을 시작해서 여기저기 잔 통증이 느껴지기 시작했다. 다행히 운동 초반부터 무릎과 발목에 찜질을 챙겨서 했던 덕분인지 병원에 갈 때마다 무리하지 않으면 꾸준히 운동해도 된다는 진단을 받았다. 이때 몸이 주는 신호를 가볍게 여기지 말자고 느꼈다. 작은 아픔을 계속해서 참고 키우다 보면 결국 그것이 큰 통증으로 이어지게 되어 있다. 그것은 언젠가는 운동을 쉬게 만드는 하나의 변수가 될 것이 분명했다.

운동과 식단이라는 감량법을 선택한 만큼 후회 없는 일상들을 보내고 싶었다. 그래서 운동이 익숙해지도록 일상을 유지하는 데 집중했다. 새로운 습관을 만드는 과정이 쉽지는 않았지만 반복에 지치지 않아야 한다는 생각으로 매일 내 몸에 집중했다. 그렇게 시간을 보내니 나에게 정신을 집중할수록 몸 상태가 조금씩 달라진다는 것을 깨달았다.

운동하고, 먹고 싶은 음식을 참는 것은 찰나일 뿐일지라도 견디기 쉽지 않았다. 그 순간을 매일 견뎌내고 인내하는 방법은 '반복 훈련'이었다. 몸은 하루아침에 뚝딱 좋아지지 않는다.

인내심도 마찬가지다. 그래서 아침부터 밤에 잠들 때까지 나 자신에게 "지치지 말아야 한다."라는 말을 되뇌었다. 가장 큰 목표였던 평생 가는 건강한 습관을 위해 차근차근 나아가기 시작했다.

자신을 사랑하는 법, 자기 관리의 정의

다이어트는 평생의 숙제 같았다. 내 머릿속은 늘 '오늘부터는 진짜 살 빼야 하는데…'라는 생각으로 가득 찼다. 아마 이 것은 나이와 성별 무관하게 자기 관리에 관심이 있는 사람이라면 공감할 만한 일이라고 생각한다. 나는 이 생각을 제대로 실천하기까지 너무 오랜 시간을 보냈다.

음식을 먹는 것 자체가 문제라고 볼 수는 없다. 맛있는 음식을 먹음으로써 느낄 수 있는 행복이 있다. 식사 자리를 계기로 여러 사람과 재미있는 시간을 보내기도 하고, 사랑하는 사람과 좋은 추억을 쌓을 수도 있다. 음식을 욕심내지 않고 먹기만 한다면 문제될 일은 없다. 다이어트를 하며 먹는 사람이 조절하는 것이 문제일 뿐 세상에 나쁜 음식은 없다는 것을 느꼈다. 그동안 나는 왜 많이 먹어야 행복이고, 자극적인 음식을 먹어야 스트레스를 풀 수 있다고 생각했는지 참 아쉬웠다. 단순히 음식을 먹어서 해결되는 문제였다면 애초에 나타나지도 않았을 것이고, 설령 나타났다 하더라도 내가 그렇게 괴롭다고 여길 만큼 중요하지 않았을 것이다.

음식으로 해결되지 않는 문제라는 것을 분명히 인식하고 있음에도 불구하고, 항상 달콤하고 자극적인 음식을 스트레스 해소 방법으로 택했다. 음식은 그 자리에서 내 기분을 위로하는 가장 간단한 방법이었다. 이를 잘 알고 있었기에 늘 제일 쉬운 방법을 선택했다. 그 선택들이 쌓인 만큼 내 체중도 끝없이 늘어났다. 잘못되었다는 것을 깨닫고 다시 돌이키려 했을 때는 이미 음식에 중독된 상태나 다름없었다. 행복의 기준은 눈앞에 차려진 음식의 개수가 되었고, 기분은 그날 식사 메뉴에 따라 결정되었다. 그러다 보니 다이어트를 결심한 후 먹을 수 있는 음식이 제한되자 급격히 기분이 가라앉았고, 운동을 한 뒤에 유독 몸이 더 지치는 느낌을 받았다.

이전에 살을 뺄 때는 운동과 식단을 다이어트를 위한 수단으로만 바라보았다. 학창 시절 매일 마쳐야 하는 숙제처럼 생각하니 내 몸무게보다도 무겁게 느껴졌다. 하지만 이번에는 운동과 식단을 나를 사랑하고 아끼는 방법이라고 생각했다. 나를 위한 투자라고 생각하자 그동안 운동에 대해 느꼈던 거리감이 좁혀졌고, 식단에도 적응할 수 있었다. 평소보다 적은 양을 먹어 아쉽기도 했지만 이 또한 나를 돌보는 자기 관리라는 생각을 키웠다.

다이어트를 하는 과정은 단순히 버티고, 인내해야만 하는 길이 아니었다. 적절한 절제 역시 나를 사랑하는 또다른 방식이라는 것을 알게 되었고, 이 마음을 평생 잊지 말고 살자 결심했다. 이전에 내가 힘들었던 이유는 과한 체중으로 인한 신체적 통증 때문만이 아니었다. 체격이 커지면서 생긴 제약과 날카롭게 꽂혔던 차별적인 시선 또한 내겐 고통이었다. 심리적인 괴로움을 이겨내는 데는 강한 의지력이 답이었다. 의지력이 소진된 것 같을 때마다 다이어트라는 고통에서 해방되기 위해서는 정신력으로 무장하고, 의지의 끈을 절대 놓아서는 안 된다고 생각하며 버텼다.

부단한 노력의 원천, 가족

이제는 내가 울타리가 될 때

키 165cm, 몸무게 130kg의 체형으로 살면서 당연하다는 듯이 자존감이 낮아졌다. 단순히 외모가 보기 좋지 않다는 이유로 불공평한 상황을 겪었기 때문만은 아니었다. 자존감이 낮아진 원인은 내게도 있었다. 가족들은 항상 살이 쪄 체력이 약한 나를 걱정했다. 가족들도 여러 고민과 아픔을 겪어야 했다. '혹시나 우리 딸이 나 때문에 살이 찐 건가?', '내가 어릴 때부터 아이를 잘못 교육한 걸까?'라는 식으로 부모님도 자책하게 만들었기 때문이다.

이를 알면서도 눈앞에 있는 자극적인 향과 극단적인 맛을 가진 음식의 유혹에 매번 져버리고 말았다. 다른 무엇보다도 의지력이 그만큼 나약하다는 사실이 나를 괴롭혔다. 그 스트레스를 또다시 음식으로 풀고, 다시 폭식한 것을 자책하며 절식하고, 절식하며 참았던 식욕이 폭발하여 다시 폭식하고…. 무엇보다 둘도 없는 단짝 친구인 엄마가 아프다는 사실이 다이어트를 지속시킨 제일 큰 동력이었다.

대학을 졸업하고 웹 디자이너로 일하는 동안 살을 더 무럭무럭 찌웠다. '나는 오늘 야근했으니까 이만큼 먹어도 돼', '나는 이번 달 월급을 받기 위해 정말 노력했으니 먹어도 돼'라는 자기 합리화로 식욕은 걷잡을 수 없이 커져만 갔다. 식욕이 커질수록 폭식하는 횟수도 잦아졌다. 이 문제로 가족과 종종 갈등을 겪기도 했지만 항상 결론은 "우리 딸은 해낼 수 있고, 가족은 너를 믿는다."였다. 가족들의 든든한 지지를 등에 업고 막연히 괜찮다는 생각을 하고 있었다. 하지만 엄마의 병원 생활은 결국 그 환상을 깨고 말았다. 이제는 내가 부모님의 울타리가 되어야 했다. 그때 엄마와 나의 건강을 위해, 인생을 걸고 도전한다는 각오로 퇴사를 결정했다.

막상 밥줄을 놓는다는 결정을 할 때가 되자 오랜 시간 고민하게 됐다. 그렇지만 일을 하는 것이 아무리 중요해도 부모님의 건강과 나의 건강을 대신해 줄 수 없다는 결론을 내렸다. 장시간 컴퓨터 앞에서 일하다 보니 어깨가 좁아지고 허리가 굽었다. 현대인이라면 다들 갖게 된다는 손목 통증과 눈의 피로도는 덤이었다. 거기에 초고도 비만인 몸 상태는 직업병을 넘어 삶의 질을 해치는 수준이 되었다. 지금이라도 매일 나를 괴롭히는 이 악순환을 끊어내야 했다. 지금이라도 이 상태에서 벗어나지 못하면 평생을 몸이 아픈 채 살아야 할 것만 같았다. 여러 가지를 고려하자 퇴사라는 결론이 나왔다. 큰 결정을 내린 만큼 반드시 감량에 성공해야 했다.

그 누구도 나의 인생을 대신 살아 줄 수 없고, 다이어트를 대신해 줄 수 없다는 것을 130kg가 되어서야 깨달았다. 하지만 지금이 건강을 되찾을 수 있는 마지막 기회라고 생각했다. 지금 이 타이밍을 놓치게 된다면 '왜 그때 시작하지 않았을까?'라는 후회가 또 따라올 것만 같았다. 정말 이번만큼은 반드시 해내야 한다는 절실한 마음이었다. 때로는 매 순간마다 시험에 드는 듯한 생각이 들어 자괴감이 몰아치기도 했다. 하지만 이미 일어난 일들을 아무리 후회해도 살이 저절로 빠지지는 않았다.

그렇게 퇴사를 한 후 엄마의 병간호를 하는 중에도 식단, 걷기, 자전거, 계단 오르기 등을 반복하며 지냈다. 다행히 엄마는 위암 초기였기 때문에 수술 이후 무사히 회복했다. 엄마의 상태가 호전되고 오랜만에 함께 가벼운 여행을 다닐 수 있게 되었다. 그 장소는 한국의 알프스라고 불리는 경상남도 하동이었다. 오랜만에 떠나는 나들이라 설레기도 했지만, 엄마의 몸이 회복된 이후에 가는 첫 여행이라 행복했다. 게다가 그때 체중 12kg을 감량한 이후여서 몸도 마음도 가벼운 여행길이었다.

물론 130kg 체중에서 12kg을 감량한다고 한들 얼마나 티가 났겠는가. 여전히 검은 고무줄 바지를 입고 있었고 사람들의 따가운 시선이 달라붙었다. 하지만 내 의지에 따라 일상을 지내고 있다는 사실이 마음을 더 단단하게 만들어주고 있었다. 그렇기에 새로운 곳에 가도 타인의 시선에 내 기분을 맡기지 않고 온전히 엄마와의 시간에 집중할 수 있었다. 그렇게 그 여행은 엄마와 함께 외출한 시간 중 처음으로 예민함을 티 내지 않은 여행이 되었다.

예전부터 유튜브의 영상 촬영과 별개로 체격 때문에 사진 찍는 걸 극도로 싫어했다. 하지만 병원에서 지내는 동안 엄마와 제대로 찍은 사진이나 동영상이 하나도 없다는 게 아쉬웠다. 그래서 같이 하동에서 흔들 그네를 타는 장면을 비롯해 여러 순간을 카메라에 담았다. 그때 엄마가 내 손을 잡으며 했던 말을 생각하면 아직도 수도꼭지 틀어둔 듯 눈물이 흐른다.

"저번에 병원에 수술받으러 갔을 때 너랑 다시는 이렇게 못
    다닐 줄 알았어."

얼마나 소중한 하루이고, 귀한 시간인가. 식욕에 휘둘리며
흘려보낸 추억과 시간이 얼마나 많았을까. 이런 시간을 위해
조금 더 일찍 노력했더라면…. 그동안 사랑하는 사람들을 얼마
나 마음고생시켰을까 싶어 후회가 막심했다. 애써 마음을 다잡
으며, 엄마의 손을 잡고 흔들 그네를 힘껏 밀며 말했다.

"엄마도, 나도 우리 서로 더 건강해져서 내년, 그 내후년에
    또 같이 오자."

이날의 여행은 과거의 나를 책망하며 후회하는 시간에서
벗어나 내년, 또 그다음을 기약할 수 있는 계기가 되었다. 소중
한 친구이자 동반자인 엄마를 보호하는 울타리가 되겠다고 다
짐한 시간이었다.

다이어트 과정을 단순하게 말한다면 '운동하고 안 먹으면
되지'라고 정리할 수 있다. 맞다. 하지만 평생 식욕 조절 센서

가 고장난 채 살아온 이들에게 식욕을 덜어낸다는 것은 여간 어려운 일이 아니다. 짧은 기간이라면 분명 가능하겠지만 그도 잠깐일 뿐이다. 식욕을 제대로 털어내기 위해서는 그만큼 천천히 자신을 돌아보며 접근해야 했다.

지금까지 체중을 감량하면서 단 한 순간도 나 자신에게 진지하지 않았던 적이 없었다. 살이 얼마나 천천히 빠지든 오로지 건강을 위해 나아간다는 마음이었다. 그래서 일상과 균형을 맞춰 나아가는 건강한 방식을 선택하게 되었다. 그 방식이 바로 운동과 식단이었다.

보물 1호, 사랑하는 조카가 태어나다

한창 다이어트를 하던 시기에 집안에 크게 축하할 일이 생겨났다. 바로 우리 집안의 보물, 사랑스러운 조카가 태어난 것이다. 부모님이 한참을 기다리던 첫 손주 소식이었다. 막 태어난 작은 생명을 보는 순간, 그리고 그 아이가 꼬물거리던 손으로 내 손을 잡아 주던 순

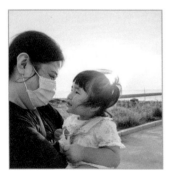

간, 이 아이에게 당당한 고모가 되고 싶었다. 그동안 나는 언제나 사람들 앞에서 고개 숙이고 등을 돌리기 일쑤였다. 하지만 이 아이가 커가고 성장해 가는 모습들을 당당히 지켜보기 위해서는 내 자존감을 먼저 회복해야 할 것 같았다.

물론 살이 찌고 체격이 크다고 해서 자존감이 낮으라는 법은 절대 없다. 체중계의 숫자가 인생을 결정하는 기준이 될 수는 없다. 나 같은 경우에는 자신의 건강을 돌보지 않았다는 이유로 더 움츠러들었다. 어린 조카 앞에서 그런 모습을 보이고 싶지 않았고, 나중에 이 아이가 두 발로 서서 뛰어다니고, 말문이 트였을 때는 조금 더 건강한 모습으로 그 옆에 서 있고 싶었다. 그렇게 되기 위해서는 끊임없이 반복되는 매일에 지치지 않는 정신력을 키워야 했다.

부모님의 울타리가 되고, 사랑하는 조카의 든든한 고모가 되어가기 위해서는 어떤 노력이 필요할까? 이 물음에 대한 답은 단 하나였다. 건강하면 된다. 몸과 마음이 튼튼할 때 주변 사람들에게 더 좋은 에너지를 전해줄 수 있다. 내 목표는 마른 사람이 되는 것이 아니었다. 건강을 되찾아 사랑하는 사람들과 행복하게 사는 것이 목표였다. 이 목표대로 다이어트를 지속하면서 내가 나를 사랑하는 순간들이 쌓일수록 건강도 유지할 수 있다는 것을 깨닫게 되었다.

버팀목이 되어준 가족들

내가 운동하고 식단을 하는 만큼, 매일같이 체중이 줄어들었다면 참 좋았겠지만 막상 결과는 그렇게 쉽게 나타나지 않았다. 그때마다 들었던 생각은 '살이 찌기는 정말 쉽지만 빼는 것은 정말 힘들다'였다. 어쩌면 내가 의지를 불태우며 행동하는 만큼 체형의 변화도 금세 왔더라면 덜 지쳤을지도 모른다. 하지만 근 십수 년을 초고도 비만으로 살아온 체형은 아무리 체중을 감량해도 꿈쩍을 하지 않았다. 끝없이 길고 기나긴 터널을 걷는 듯한 막막함이 때로는 나를 허무하게 만들기도 했다.

그때마다 사랑하는 이모의 따뜻한 전화 한 통은 내게 큰 힘이 되었다. 어린 시절을 함께하며 지금도 나의 가장 든든한 응원군이 되어준 사촌 언니도 있었다. 특히 사촌 언니는 대학병원 암센터 25년 차 종양 전문 간호사였는데, 오랜 시간 한 분야에 종사한 그 꾸준함은 내게 큰 본보기가 되었다. 또한 한 가정의 가장이자 사랑하는 자식들을 위해 평생을 바친 아버지, 막 태어난 조카를 위해 새벽같이 출근해 성실하게 일하는 동생도 다이어트 중 약해질 때 큰 자극제가 되었다.

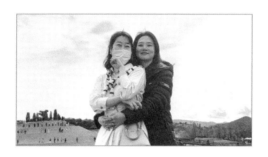

모두가 그렇게 각자의 위치에서, 각자의 삶을 위해 노력하고 있다는 것을 가족들을 보며 깨달았다. 가족들의 뒷모습을 보며 나도 한 사람 몫을 하기 위해 노력해야 한다는 것을 뼈저리게 느끼게 되었다. 나는 늦게 철든 딸이자, 볼 때마다 안타까운 누나였고, 사촌들에게는 마음 아픈 동생이었다. 그랬던 내가 노력하는 모습들을 보일 때마다 가족들은 진심으로 응원해주었고, 비록 가족들의 마음이 눈에 보이진 않았지만 나에게 무엇보다도 가장 강력하게 와닿았다. 조건없는 그들의 사랑이 나를 130kg에서 벗어나게 해줄 수 있었던 원동력이 된 것이다. 그렇게 운동과 식단을 반복하며 나는 찬찬히 성장했다.

1) 식단 구성 방법

한 끼 식사량은 얼마나 되나요?

처음에는 일반 식단에서 밥을 100g으로 제한해서 먹었어요.
샐러드 식단 할 때는 고구마와 닭 가슴살을 밥과 동일한 양으로
먹었어요. 육류 역시 종류 상관없이 조리 전 1회 분량 100g
기준으로 먹었죠. 지금은 체중이 62kg이 되어서 적정 단백질량이
80g이 되었는데, 각자 체형과 기초대사량에 따라 양을 조절하면
좋을 것 같아요. 탄수화물은 철저히 저울에 측정해서 먹는
중이에요.

과일은 아예 안 드시나요?

당도가 높은 과일은 특히 자제하는 편이에요. 꼭 과일이 먹고
싶을 때는 운동하기 전 블루베리나 토마토, 혹은 사과 반쪽을
먹고 있어요. 과일은 탄수화물이라 자주 먹지 않는 대신 유산균,
오메가3,종합비타민 등 필요한 영양제를 꼭 챙겨 먹어요.

샐러드 식단과 일반식을 병행하면 포만감과 만족감 측면에서 차이가 있나요? 그 외에 다른 차이점이 있는지 알고 싶어요.

샐러드 식단을 오래 유지하다 일반 음식을 먹으면 염분 섭취량이 늘어서 몸이 붓긴 하더라구요. 그 외에는 체중이 크게 변하지는 않았어요. 그리고 체중 변화가 있어도, 없어도 신경 안 쓰고 꾸준히 하던 대로 운동했어요. 식단 변화는 기본 3~4주의 적응 기간이 필요한 것 같아요. 일반식이라 해도 버섯이나 채소를 꼭 같이 먹기 때문에 포만감과 영양을 같이 챙길 수 있어요. 여기에 적응할 수 있다고 믿고 꾸준히 노력하고 있어요.

정해진 시간의 식사 외에는 어떤 것을 드시나요?

그 외에는 허브티를 비롯해서 차 종류나 오이, 방울토마토, 삶은 달걀 등 자연식 간식 한 줌 정도 먹고 있어요. 간식뿐만 아니라 모든 음식은 최대한 가공되지 않은 자연식으로 챙겨 먹어요.

식욕 조절

초반에 식단 지키기 어려우면 어떻게 해야 할까요?
저는 한 끼를 샐러드로 먹으면 보상심리로 나머지 두 끼를 열량이
높은 음식으로 먹게 되는 것 같아요.

지금까지 식단을 지킬 수 있었던 가장 큰 원동력은 '한 끼라도 굶지
않고 무조건 챙겨 먹자'는 생각인 것 같아요. 배고픔을 쌓지 않고
그다음 식사 시간에 폭식하지 않도록 계속 신경 썼거든요. 만약
샐러드 식단을 먹고 너무 허기지면 채소가 너무 적지 않은지 양을
잘 체크해 보세요.

식단이 안 질리시는지 궁금해요. 그리고 같은 음식만 먹으면
결핍되는 영양소가 있지 않을까요?

저는 130kg일 때도 채소를 너무 좋아해서 그런지 이 식단이
입맛에 잘 맞더라구요. 생각보다 간편해서 오래 먹을 수 있는 것
같아요. 몸이 상하는 것을 특히 주의하는 편이라, 문제가 있을 것
같을 때 정기적으로 내과나 정형외과를 방문하고 있습니다.

저녁 9시 이후에 먹어도 살 안 찌나요?

하루 3~4시간 간격으로 매일 네 끼를 먹고 있어요. 매일
규칙적으로 적당량 먹으니 살이 오히려 빠지더라고요. 칼로리
상으로도 약 350칼로리씩 4끼 먹는 거라서 살이 찌지 않아요. 제
식단의 핵심을 한마디로 정리하면 매끼 소식하는 게 포인트인 것
같아요.

명절에도 평소와 같이 식단 유지하시나요?

네, 저는 명절 연휴에 큰 의미를 두지 않는 편이에요. 그래서
갈비를 비롯한 명절 음식을 먹더라도 양을 조절하고 있어요.
적당량만 먹으면 속이 불편하지 않고, 오히려 더 맛있게 먹을 수
있는 것 같아요.

NOTE

3

본격 다이어트,
두 자릿수 돌파!

제대로 된 운동의 세계로

하루에 1mm, 변화의 새싹이 자라다

2021년 6월부터 나에게 변화가 시작되었다. 운동을 시작할 때만 해도 나는 하루에 4천 보를 걷던 사람이었다. 쉽지 않았지만 매일매일 걷다 보니, 어느새 하루에 1만 보를 걸을 수 있었다. 힘들고 어렵게만 느껴지던 운동을 통해 새로운 즐거움을 맛보게 되자 운동은 힘들기만 한 행위가 아니라, 스트레스를 풀어주는 또다른 해방구가 되었다.

변화는 그뿐만이 아니었다. 유튜브 채널을 통해 몇몇 구독자들과 꾸준히 소통할 수 있었다. 구독자들은 건강한 다이어트를 위한 조언을 댓글로 남겨 주었다. 그 중 지금까지도 유용하게 잘 활용하고 있는 조언은 바로 간식으로 햄프씨드와 카카오닙스를 먹는 방법이었다. 이 방법을 추천받은 이후, 매일 하루에 한 번은 식사할 때 햄프씨드를 뿌려 먹고, 간식 대용으로 카카오닙스를 하루에 5g씩 챙겨 먹게 되었다.

돌이켜 보면 이게 바로 나의 다이어트 보조제 역할을 했던 것 같다. 식단을 구성할 때 가장 중요하게 여겼던 부분은 바로 인공적인 음식이나 가공식품을 최대한 먹지 않는 것이었다. 여기에 구독자들이 알려주는 좋은 정보들을 최대한 수용하면서 매일매일 걷기를 반복했다. 그러자 체력이 쌓여 어느새 하루에 1만 보를 걸을 수 있게 되었고, 체중이 더 빠르게 줄어들기 시작했다. 막막하고 암담하게만 느껴지던 나날들이 지나고 조금씩 희망을 맛보았다.

어느 정도 체력이 쌓인 것을 느끼자 이제는 본격적으로 근력 운동을 시작할 때라는 생각이 들었다. 다이어트하는 동안 가장 경계하고 주의했던 부분은 당장 할 수 없는 일을 멀리 내

다보면서 목표를 설정하지 않는다는 것이었다. 지금 이 순간, 바로 실천할 수 있는 일들이 무엇인가를 생각했고 실천할 수 있을 때 망설이지 않고 즉시 행동했다.

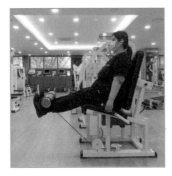

아파트 헬스장에 처음 들어선 날, 태어나서 처음 접해보는 운동 기구들이 너무나 낯설게 느껴졌다. 내가 헬스장에 서 있는 상황 자체가 이질적으로 느껴졌고, 이 장소에 있어서는 안 될 것 같은 위압감에 짓눌리는 듯했다. 그래도 일단 그 압박을 이겨내 매일 나가기 시작했다. 이때 내 몸무게는 여전히 110kg대였다. 내 몸이 어지간한 기구의 중량보다 더 무겁다는 사실이 마음을 무겁게 하기도 했다. 하지만 순간의 안락함을 버리고, 내일의 나를 위해 앞으로 나아가겠다고 결심한 만큼 꾸준히 헬스장에 나갔다. 그렇게 기존에 하던 운동에 이어 헬스장에서 20분은 근력 운동을 하고 30분은 러닝머신을 타기 시작했다.

매일 같은 방식으로만 운동하다가 운동법에 변화를 주

자 바로 반응이 나타났다. 체중이 다시 줄어들기 시작했고, 나는 점점 자신감을 얻었다. 하지만 그 자신감은 아파트 헬스장의 전신 거울에 비친 모습을 볼 때마다 힘을 잃곤 했다. 아무리 체중이 줄어들어도 체중계의 숫자는 여전히 세 자릿수였다. 지칠 때마다 강한 의지로 내가 나를 단단히 붙잡아야 했다. 그리고 그 의지를 하루에 1mm씩 쌓는다는 마음으로 나아갔다. 그렇게 다이어트를 시작한 지 육 개월차에 23kg을 감량하며 2021년의 여름을 맞이했다.

헬스장에 대한 두려움 극복하기

아직도 그때의 여름 햇살이 선명하게 기억난다. 나는 여전히 유산소 운동과 계단 오르기를 병행하고 있었다. 그 와중에 오른쪽 발톱이 빠지기도 했지만 이를 악물고 꾸준히 밖으로 나갔다. 날이 더워지며 슬슬 혼자 운동하는 게 지치기 시작했다. 그때쯤 반년의 다이어트 과정을 지켜본 구독자들이 하나둘씩 PT 수업을 받기를 추천했다. 지금 돌이켜 보면 다이어트의 터닝 포인트마다 유튜브 채널의 구독자들이 정말 많이 도움을 주었다. 이렇게 응원해주는 사람들과 함께할 수 있음에 더 의미를 두고 나아갔기에 성과를 볼 수 있었던 것 같다.

하지만 그때는 여전히 팬데믹 시국으로, 너 나 할 것 없이 대외 활동을 꺼리던 시기였다. 코로나에 걸리면 그 사람의 일거수일투족이 모두에게 공개되는 시기여서 헬스장에 가고, PT 수업을 받기가 조심스러웠다. 그래도 반복된 운동으로 매너리즘에 빠지기 일보 직전인 이 시기에 새롭게 변화를 줘야 했다. 지금 나를 붙잡지 않으면 23kg을 감량하고도 요요현상이 그 두 배로 되돌아올 것이라는 예감이 들었다.

그동안의 내 삶은 운동과 거리가 멀었다. '웨이트'라는 단어조차 생소했던 나였기에 아파트 헬스장을 벗어나 사설 헬스장에 나가는 것은 큰 용기가 필요했다. 타인의 시선에 움츠러들기 일쑤였기에 낯선 사람들과 공용 공간에서 운동한다는 사실 자체가 부담이었다. 헬스장을 등록하기 전부터 '어떤 헬스장을 가든 내가 그 장소에서 가장 체격이 큰 사람이겠지', '분명 사람들이 나만 쳐다볼 거야'라는 생각이 머릿속을 가득 채웠다. 아무리 혼자 23kg을 감량했다고 한들 현실은 107kg이었다. 그 탓에 자존감을 깎아내리는 생각에서 여전히 벗어나지 못하고 있었다.

지금 돌이켜보면 왜 이때 그렇게 나를 작게 여겼는지 아쉽기만 하다. 그때 내 노력의 가치를 알았더라면, 매일 노력하는 사람의 진심이 얼마나 대단한 값어치를 지니고 있는지 조금이라도 생각했더라면, 다이어트 과정이 조금 더 즐겁고 행복했을지도 모른다. 체중계의 숫자에 갇혀 있으면 안 그래도 고달픈 다이어트에 마음의 짐을 하나 더 얹는 것밖에 되지 않는다. 어차피 해야 할 일이고, 극복할 수 있는 문제라면 조금 더 마음의 여유를 갖고 노력하고 있는 자신을 보듬어야 한다는 사실을 뒤늦게서야 알게 되었다.

여러 헬스장에서 상담을 받은 결과, 내 나름대로 헬스장과 PT 선생님을 고르는 기준이 생겼다. 나의 기초 체력을 얼마나 고려하는지, 식단도 같이 관리해 주는지, 또 내가 헬스장에 잘 적응할 수 있도록 이끌어 줄 수 있는지를 생각했다. PT 수업이 시작되면 식단, 생활 습관 등 의식주 전반에 대해 얘기하게 된다. 그만큼 나의 이야기에 귀를 기울이는 사람인지, 원활하게 소통할 수 있는 사람인지가 중요했다. 내향적인 성격이었던 내가 이 부분에서 어려움 없이 잘 적응할 수 있을지 걱정되긴 했지만 일단은 망설이지말고 시도해 보기로 했다. 이 기준에 따라 나는 집 근처의 24시간 헬스장을 선택하게 되었다. 그리고 트레이너 선생님과 기초 체력과 생활 습관, 식습관을 잡는 PT 수업을 본격적으로 시작하게 되었다.

☞ 다이어트 포인트

Q: PT 수업은 언제 받는 게 좋을까요? 몇 kg일 때 시작하셨나요?

A: 저는 2021년 6월 중순, 체중 106~107kg일 때 시작했어요. 제가 식단과 규칙적인 운동을 지킬 수 있는 확고한 의지가 있을 때였죠. 개인적으로는 의지가 확고할 때 PT를 시작하는 게 더 효과가 좋다고 생각해요.

헬스장이 너무나 낯설어서 기구를 사용하는 모든 순간이 난관이었다. 이때도 여전히 몸에 맞는 운동복이 없어서 고무줄로 된 비닐 트레이닝 바지를 입으며 헬스장에 가야 했다. 헬스장을 다니다 보니 다른 이들이 운동하는 모습을 보게 되었다. 타인이 운동하는 모습은 내게 신선한 자극을 주었다. 나보다더 날씬하고 건강해 보이는 사람들이 나만큼 간절하게 운동을 하고 있었다. 헬스장에 갈 때마다 그들을 보며 '내가 저런 몸매였다면 나는 절대 운동하지 않을 텐데', '내가 저렇게 날씬한 사람이었다면 걱정 없이 먹고 싶은 음식을 맛있게 먹었을 텐데'라는 생각을 했다. 그러던 중 탈의실에서 다른 회원들 간의 대화를 우연히 듣고 정신이 번쩍 들었다.

"오늘 저녁에 약속 있으니까 오후에 유산소 많이 타려고."
"얼마나 탈 거야? 나도 저녁에 술 약속이 있으니 오늘은 중량 좀 늘려야겠다."

이 대화를 듣고 이게 바로 자기 관리라는 생각이 들었다. 여태까지 무언가를 먹을 때 나의 선택 기준은 크게 두 가지였다. 몸과 마음이 편한 장소인지, 그리고 얼마나 맛있는 메뉴인지였다. 그런데 다른 이들은 먹기 전과, 먹은 후의 결과를 먼저 생각하고 있었다. 그동안 다른 이들에 대해 얼마나 눈과 귀를 닫고 살아왔는지 절실히 느끼는 순간이었다. 태어날 때부터 몸이 좋은 사람은 소수일 뿐이고, 많은 이들이 건강을 위해 각자의 방식대로 노력하고 있었다. 꾸준히 헬스장에 나와 운동하는 의지 자체가 자기 관리의 시작이라는 사실을 깨달았다.

파란만장한 PT 수업

처음엔 맨몸 운동부터

본격적으로 운동을 시작하기 전, 구독자들의 성원에 힘입어 헬스장을 등록할 때만 해도 희망과 열정이 내 마음을 가득 채웠다. 유지 기간도 짧고 요요현상을 반복했던 과거의 다이어트 경력과 달리 이번에는 꽤 오래 살을 뺀 상태를 유지했기 때문이다.

의지는 충분했고, 그 의지를 달궈줄 수 있는 트레이너 선생님을 만났다. 본격적으로 트레이너 선생님과 운동하기 전,

살면서 처음으로 인바디(체성분 분석) 검사를 했다. 그 결과는 매우 처참했다. 체지방량만 보통 성인 여성의 한 명분인 55kg였던 것이었다. 그때의 충격은 아직도 잊을 수가 없다. 온통 빨간 불 투성이의 인바디 결과를 보는 순간 숨이 턱 막혔다. 검사 결과지를 눈앞에 두고 트레이너 선생님과 나 사이에는 침묵이 흘렀다.

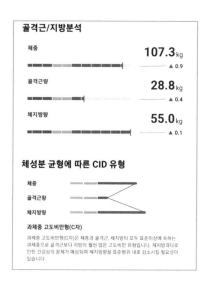

반년 동안 나름 열심히 뺀다고 빼서 자신감을 가지고 헬스장을 등록했는데 아직도 빼야 할 체지방이 이렇게 많았다니. 도대체 어떤 삶을 살아온 건지, 내 삶에 의구심이 들었다. 하지

만 이제 와서 멈출 수는 없었기에, 다시 마음을 다잡았다. 나의 목표는 명확했다. 체중계에 올라섰을 때 두 자리 숫자를 보는 것과 스쿼트 한 개 성공하기였다. 그 목표를 이루기 위해 수업은 기초 체력을 기르는 것으로 시작되었다.

체지방 55kg라는 충격적인 인바디 수치를 보고 그날 밤은 이불을 뒤집어쓰고 눈물을 펑펑 흘렸던 것 같다. 내가 소위 말하는 뚱뚱한 사람이라는 사실을 본능적으로, 직감적으로, 주변의 시선으로 인해 너무나 잘 알고 있었다. 하지만 이렇게 객관적인 수치를 봤을 때의 수치심은 이루 말할 수 없었다. 그리고 내가 얼마나 아무 생각 없이 나를 방치하고 있었는지 한눈에 보자 겨우 만들어 놓은 자신감이 달아나는 듯했다. 여태까지 체중을 감량했다는 여유는 온데간데없이, 또다시 요요현상을 마주하는 것은 아닌지 공포심이 다가왔다.

과연 내가 성인 한 명분의 살을 뺄 수 있는 걸까? 방금 거금의 PT를 결제하고 왔는데 지금이라도 당장 달려가서 취소하는 게 맞지 않을까? 고무줄 바지를 입고, 늘씬한 사람들 사이에서 운동할 용기가 도저히 나지 않았다. 그렇게 밤새도록 고민하고 또 고민한 순간 책상 위에 올려져 있던 카메라가 보였다.

"그래, 우선 내일은 헬스장에서의 내 모습을 한번 카메라에
　담아보자."

그리고 트레이너 선생님께 다이어트 유튜브 채널을 운영
중인데 혹시나 수업에 방해되지 않는 선에서 촬영을 해도 되냐
고 여쭤보았다. 다행히 흔쾌히 수락해주신 덕분에 헬스장에서
의 내 모습을 영상에 담았다. PT 첫 수업 당시, 스텝박스에서
운동하는 모습을 찍었는데 그 모습을 편집하면서 나는 식욕이
완전히 사라지는 것을 느꼈다. 조금만 움직여도 숨을 헉헉거리
며 어린아이들도 한 번에 올라가는 계단 한 칸을 오르기 힘겨
워하는 성인의 모습이 담겨 있었다. 너무나 충격적이었다. 그
동안 무엇을 위해 그토록 열심히 매일 밤 계단을 올라왔던 것
일까. 날마다 걷고, 실내 사이클을 탔기에 체력을 끌어올렸다
고 믿고 자신감을 가지고 있었다. 하지만 현실은 내 상상과 너
무나도 달랐다.

그렇게 매일 밤 유튜브 영상을 편집하며 내 모습을 객관적

으로 보게 되었다. 영상을 보는 순간마다 많은 생각이 들었다. 간단한 동작을 수행하면서도 힘겨워 하는 내가 그 안에 있었다. 그 모습은 나를 작게도 만들었다가, 할 수 있는 의지를 불태우기도 했다가, 내일 헬스장 가는 일을 망설이게 하기도 했다. 그렇지만 결국에는 좌절하고 의지를 불태우는 모든 과정이 내가 진심을 다하고 있다는 생각을 깨닫게 해 주었다.

여러 매체를 봤을 때, 웨이트 운동은 최대한 무거운 무게를 들어올리는 것이라고만 생각했다. 하지만 PT 수업이 진행되며 기구 운동에도 순서가 있다는 사실을 알았다. 마음이 조급하다는 이유로 기초 체력을 무시한 채 무조건 무게를 들려고 한다면 결국 부상으로 이어진다. 나처럼 체력이 약한 사람이라면 맨몸 운동으로 몸을 단련시켜 놓고 기구 운동을 시작해야 한다는 것을 배웠다.

운동이라고는 학창 시절 체육 시간에 겨우 움직이는 게 전부였는데, 나는 그마저도 항상 뒤에서 순위를 다툴 만큼 몸치였다. 그래서 '나는 운동을 못한다'고 단정 짓고 더 어려워했던 것 같다. 돌이켜 보면 살아온 환경, 자세, 몸의 형태에 따라 운동

습득력은 천차만별인데, 그 습득력을 키우기도 전에 '운동을 못 한다는 두려움'이 컸던 것 같다. 그래서 처음부터 잘해야겠다 는 욕심은 접어두고 기초 체력을 단련하는 것에 더 집중했다.

PT 초반, 수업은 항상 스텝박스와 팔 벌려 뛰기로 시작했 다. 있는 그대로의 나를 받아들이고 차근차근 발전하겠다고 다 짐하며 운동했다. 누구나 쉽게 하는 팔 벌려 뛰기를 한 번에 여 덟 개도 못해서 주저앉는 모습을 볼 때마다 한없이 작아졌지만 노력하는 것 자체에 의미를 두자는 마음으로 각오를 단단히 다 져나갔다.

팔 벌려 뛰기와 함께 스텝박스를 한 계단씩 오르는 연습 을 했다. 누군가는 스텝박스 계단 한 칸 오르는 게 무슨 운동이 냐고 생각할지 모르겠다. 하지만 스텝박스 운동은 몸의 전신을 사용해야 하는 기초 근력 운동이다. 몸을 쓰는 감각을 전혀 몰 랐던 당시의 나에게는 큰 도움이 되었다. 참고로 와이드 스쿼 트를 처음 배울 땐 무릎을 조금 구부리는 정도에서 시작했다. 그만큼 내 몸은 제 기능을 온전히 수행하기 어려운 상태였다. 그렇게 PT 수업을 받던 어느 날은 헬스장 한가운데서 펑펑 눈물을 흘렸던 적도 있었다. 내 모습이 너무 초라하다는 생각에 감정이 북받쳐 오른 탓이었다. 그때 트레이너 선생님의 말이 아직도 생각난다.

"그렇게 눈물로 감정을 표현하는 건 좋지 않아요. 냉정한 이야기지만 지금 눈물 흘리는 이 시간에 스텝박스 한 계단 이라도 더 오르는 게 회원님께 더 현실적인 감정 해소법이 될 겁니다."

맞다. 강한 의지로 마음을 다 잡고 나아가자 다짐하며 버 텼다. 그런데 유독 그날따라 초라한 모습을 다른 사람들에게 보인다는 사실을 이겨내지 못했다. 그 부끄러움은 한창 다이어 트를 하던 시기의 나를 계속 괴롭혔지만, 그래도 그때의 눈물 이 있었기에 지금의 내가 존재할 수 있었다.

매일 헬스장의 거울로, 유튜브 영상으로 나를 객관적으로 바라봤다. 무거운 몸을 허우적거리고 있는 모습을 보고 있노라 면 식욕이 급격하게 줄어듦을 느꼈다. 무엇보다 그 순간을 벗 어나고 싶다는 욕망이 가장 컸다. 그럴수록 운동에 대한 간절함은 더해만 갔다. 물론 그런 감정들이 강박이 되지 않도록 내 마음을 조절하는 시간도 필요했다.

스텝박스와 스쿼트로 기초적인 운동은 다 알았다고 생각할 무렵, 두 번째 운동 시련이 다가왔다. 바로 케틀벨 운동이었다. 케틀벨은 위에 손잡이가 달린 주전자 모양의 운동 기구로, 아령처럼 무게를 조절하며 운동할 수 있다. 그때 했던 케틀벨 운동은 케틀벨을 잡고 들어올리며 고관절과 엉덩이에 순간 집중력을 요하는 운동이었다. '고관절'이라는 단어를 이때 난생처음 듣게 되었다. 케틀벨을 든 채 앉았다 일어났다 할 때면 마치 내 인내심을 저울질하는 것 같다고 생각했다.

운동은 어쩜 이렇게 매일 해도 어렵고, 운동하는 자극은 쉽게 느껴지지 않는 걸까? 평범한 사람들처럼 건강하고 싶다는 마음이 전부였는데 그 보통을 얻기가 왜 이리 쉽지 않을까라는 생각뿐이었다. 이렇게 내 몸을 내가 사용하는 방법도 전혀 알지 못하는 상황이었지만 매일 헬스장에 나갔다. 정말 버거웠지만 그 순간을 버티는 시간이 쌓일수록 그렇게 의지력도 점점 불어 났다.

유튜브 채널에 헬스장에서 운동하는 영상을 꾸준히 업로드 하고 있었다. 나를 조롱하고 무시했던 반응이 줄어들고 응원하는 댓글들로 가득 찼다. 그 당시에는 나만 이렇게 힘든 시간을 보낸다는 생각에 고립되고 있었다. 그런데 초고도 비만으로 인해 같은 고민을 하고 있는 사람들이 하나둘 나의 채널에 댓글을 남겼다. 댓글에서 느껴지는 그들의 마음을 누구보다 깊이 이해했다. 이 응원에 조금이나마 보답하는 방법은 단 하나, 행동과 실천이었다. 얼굴도 모르는 사람들로부터 응원을 받을 수 있다는 것은 너무나 감사한 기억으로 남았다.

좌충우돌 기구 운동 수난기

맨몸 운동과 소도구 운동으로 기초 체력을 쌓는 사이 체중이 두 자릿수에 근접했고, 그때부터 기구 운동을 조금씩 접할 수 있었다. 그동안 헬스장을 다니면서 눈으로 보기만 했던 기구를 직접 만지고 사용해 보니 신기했다. 세상에 이런 기구들을 만든 사람들은 얼마나 인체를 연구하고 분석했을지 궁금하기도 했다.

가장 기억에 남았던 기구는 몬스터 글루트라는 엉덩이 운동 기구였다. 이 기구는 벨트를 허리에 착용해서 허벅지를 바깥쪽으로 밀며 엉덩이의 자극점을 찾는 기구였다. 이때 생각지도 않은 문제가 발생했는데, 이 기구의 벨트가 허리에 간당간당하게 맞았다는 것이다.

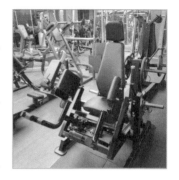

이 모습을 보고 트레이너 선생님과 같이 멋쩍어하며 웃었다. 아무리 30kg 가까이 감량해도 여전히 더 많은 노력이 필요하다는 사실을 분명하게 느낄 수 있었다.

브이스쿼트 머신을 배우기 시작할 때도 잊을 수 없다. 이 기구는 숄더패드에 어깨를 대고 살짝 들어 올려 고정 레버를 풀어주고 고관절을 접는 방식의 기구였다. 그런데 몸에 힘이 없다 보니 가벼운 무게에서도 그대로 쭉 미끄러지며 내려간 적이 있었다. 주변에 있던 사람들의 걱정스러운 시선에 부끄러웠지만 그다음 날, 다시

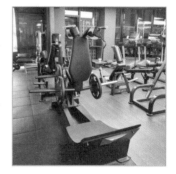

그 기구 위에 올라섰다. 운동하는 것 자체도 중요했지만, 운동 기구에 대한 두려움을 극복하는 게 중요한 과제였기 때문이다.

이제 운동은 내게 단순히 살을 빼기 위한 수단이 아니었다. 운동을 하는 시간은 정신력과 의지를 담금질하는 시간이기에 이 순간을 잘 견뎌내면 한 단계 성장하리라는 믿음이 있었다. 그 믿음을 갖고 매일 운동을 하다 보니 누가 어떤 시선으로 나를 보는지는 중요치 않다는 생각을 했다. 나를 위해 시간을 투자하고 움직이는 모든 과정에서 타인의 시선을 고려할 필요가 전혀 없었다. 그저 내가 나를 온전히 믿고 나아가는 것이 가장 중요했다.

이렇게 생각을 전환하고 나를 극복하다 보니 체중이 점점 줄어들었다. 하나둘 깨달음을 얻으며 '살을 빼기 위한 다이어트'는 어느새 '건강과 자존감을 지키는 생활 방식을 만드는 과정'이 되었다.

드디어 99kg가 되다

2021년 6월 16일, 첫 인바디 때 106~107kg 사이를 맴돌던 내 체중은 한 달 뒤에 99kg이 되었다. 간절함이 결실을 본 그 순간을 아직도 잊지 못한다. 그때의 짜릿함과 성취감은 아직까지도 다이어트를 지속할 수 있는 커다란 원동력이 되어주고 있다.

130kg에서 딱 99kg까지 체중을 감량하는 것이 그동안의 가장 큰 목표였다. 하지만 99kg이 되었을 때의 행복도 잠시, 막상 그 목표를 이루고 나니 허무했다. 여전히 헬스장 거울 속 내 모습은 그저 땀 흘리는, 그리고 체격이 큰 사람이었다. 여전히 체중이 세 자릿수였을 때 입고 있던 운동복을 입어야만 했고, 보통 사이즈는 꿈에도 꿀 수 없었다.

기대와 다른 현실을 마주하자 맥이 풀리기도 했다. 체중이 두 자릿수만 되면 인생이 완전히 달라질 줄 알았는데, 현실은 그렇지 못했다. 눈을 씻고 찾아봐도 라인이 잡혀있지 않은 몸과 두툼한 뱃살을 보다보면 다시 끝이 보이지 않는 긴 터널에 갇힌 기분이었다. '도대체 언제쯤 보통의 몸이 될 수 있을까?'

라는 의문이 들었다. 그 의문이 들 때마다 생각을 바꾸기로 했다. 문제의식이 있다는 것은 반대로 말하자면 해결책과 정답이 내게 있다는 뜻이었다.

그만큼 살이 찐 것도, 살을 빼려고 인내하는 것도 전부 내가 행복하기 위한 선택이었다. 아무리 앞이 보이지 않는다 해도 99kg이라는 숫자에서 마침표를 찍고 싶지 않았다. 살아온 인생만큼, 앞으로 살아가야 할 날이 훨씬 많이 남아 있기에 멀리 보고 길게 가고자 항상 다짐하지 않았던가. 처음의 목표를 다시 되뇌이며 각오를 다졌다.

우리의 몸은 언제든 환경에 적응해서 편안함만을 추구하려 한다. 때문에 현재 상태에 익숙해지면 이전보다 더 큰 충격을 주고, 노력해야만 변화한다. 그래서 앞으로는 지금까지 노력한 것 이상으로 더 많은 인내심과 노력이 필요했다. 계속해서 몸이 운동과 식단에 적응할 수 있도록 또 다른 자극을 만들었고, 매번 그런 자극과 새로운 경험들을 받아들였다. 이 과정에서 나 자신을 이겨내야만 그 변화가 온전히 내 것이 된다는 사실을 깨달았다. 그래서 몸무게 두 자릿수가 되어 찾아온 이

위기도 반드시 이겨내겠다는 다짐을 했다. 나의 삶은 언제나 아쉬운 선택들로 가득 차 있었지만 그 선택을 두 번 다시 반복하지 않겠다는 확고한 신념을 가졌다.

힘들어도 항상 나를 믿기

타인과의 비교는 금물

맞는 운동복이 없어서 4~5XL 사이즈의 검은 반팔 티와 비닐 바지를 입고, 뜀박질 하고 있는 내 모습을 보고 사람들이 어떤 생각을 할지가 계속 내 머릿속을 맴돌았다. 그동안 참았던 치킨과 디저트를 잔뜩 시켜 시원한 에어컨 밑에서 편안하게 있고 싶다는 생각이 들거나, 당장 헬스장에서 뛰쳐나가고 싶기도 했다. 그럴 때마다 그 짧은 순간이 내일의 내 삶을 행복하게 해줄지 나 자신에게 되물었다.

지금 나는 전신 거울 앞에서 울먹이며 울상을 짓고 있는데, 이 모습으로 좋아하는 음식들을 먹는다고 과연 그 맛을 제대로 즐길 수 있을지 자신이 없었다. 그럴 때면 눈을 질끈 감고 다시 팔 벌려 뛰기 10개를 한 번에 성공시키기 위해 다시 뛰기 시작했다.

　　매번 운동할 때마다 입던 비닐 바지가 땀으로 차고, 무릎이 튀어나온 모습을 볼 때마다 옆에서 예쁜 운동복을 입고 멋진 자태를 뽐내는 사람들과 저절로 비교가 되었다. 나 자신이 한없이 초라하고 작게 느껴졌다. 뒤늦은 시작이 너무나 야속하기도 했지만, 지금을 극복해내야 몸도, 마음도 더 성장해 있는 내가 있다는 것을 잘 알고 있었다. 다른 누군가가 아닌, 나 자신을 위해 식단을 조절하고 운동하는 만큼, 헬스장에 나와서 운동하고 있는 이 순간은 나도 저 사람들만큼 멋있는 사람이라는 생각을 억지로라도 심었다.

　　사실 사람들은 생각하는 만큼 나에게 크게 관심이 없다. 각자의 인생을 살아가기도 급급한 세상이다. 다들 바쁜 하루 중 일부러 시간을 내서 운동하기 때문에 남에게 신경쓸 틈이 없다. 타인의 외모와 나를 비교해서 굳이 스스로를 깎아 내릴 필요는 없다. 그렇기에 나도 헬스장에서만큼은 내 몸과 마음에 오롯이 집중하는 시간을 가졌다.

한없이 작고 초라해질 때도 분명히 있었지만, 그 작아진 내 자신을 일으켜 보듬어 주고 기운을 북돋아 줄 수 있는 것도 결국은 자신이었다. 나를 사랑하기 위해서는 타인의 기준에서 벗어나 온전히 나만을 바라보며 나아가야 한다. 내 인생을 누가 대신 살아 줄 수 없듯이 내 삶도, 건강도 온전히 나의 의지로 지켜낼 수 있다.

그렇게 헬스장에서 녹초가 되어 돌아와 잠이 들 때, 항상 다짐하며 입으로 중얼거렸던 말이 있었다.

"누군가와 나를 비교해서 내 마음에 스스로를 생채기 내지 말자. 나는 잘하고 있어. 너는 지금도 최선을 다 하고 있어. 누구보다 너 자신을 믿어."

그때는 이렇게 혼잣말을 하는 게 효과가 있는지 검증할 여유가 없었다. 간절한 만큼, 지푸라기라도 붙잡는 심정으로 그저 이 말을 끊임없이 되새기며 나에 대한 확신을 가지려 했다.

자유롭기 위한 절제의 순간

처음 체중을 감량할 때부터 그런 생각이 들었다. 그저 우연히 길을 걷다가 입어보고 싶은 옷을 한 번 툭 걸쳐보는 삶을 살고 싶었는데, 왜 그게 왜 이토록 어려운지 모르겠다는 생각이었다. 맛있는 음식을 먹으며 즐겁게 지낸 것도 내 삶의 일부였지만 그 대가로 지금의 나는 너무 많은 순간을 인내해야 했다. 하지만 이렇게 된 이상, 이전처럼 마음 놓고 음식을 먹을 수도 없었다.

먹는 것이 두려울 정도로의 강박이 생긴 것은 아니었다. 다만 여기서 조금이라도 마음을 놓게 된다면 다시는 다이어트에 도전하기 힘들 것 같다는 예감이 들었다. 그리고 그 예감이 나를 다시 뒤로 돌아가지 않게 만드는 커다란 원동력이 되었다. 살을 많이 감량하려는 만큼 그만한 각오가 필요하다는 사실을 끝없이 떠올리며, 과거의 내 선택을 책임지겠다는 생각으로 이를 악물었다. 그런 하루들이 쌓이자 나중에는 땀을 흘리지 않는 날이 오히려 어색하게 느껴지는 지경에 이르렀다.

코로나 팬데믹 사태로 인해 매일 운동 중에도 마스크 착용을 빼놓을 수 없어 마스크 속에서 숨을 쉬고 내쉬고를 반복했다. 그렇게 운동할수록 배출되지 못한 땀과 습기로 인해 코가 자주 헐어 버리곤 했었다. 하지만 그 정도의 불편함은 당연히 감내하고 인내해야 하는 작은 수고스러움 중의 하나였다.

헬스장을 등록한 후, 일주일에 두 번 PT 수업을 들으며 매일 헬스장에서 개인 운동을 했다. 시간이 지나 무더운 날씨가 선선해지기 시작할 무렵, 오랜만에 공원을 산책했다. 그리고 나는 정말로 깜짝 놀랄 만한 경험을 했다. 아무리 걸어도 몸과 다리가 무겁지 않았다. 내 몸에서 느껴진 변화에 소름이 돋았다. 이 변화는 다른 누구도 알 수 없고, 오직 나만이 뚜렷하게 알 수 있었기에 더 강렬하게 다가왔다. 이게 바로 운동의 매력인가? 이게 바로 몸이 가벼워진다는 느낌이라는 걸까? 그렇게 체중을 감량하겠다고 결심한 순간부터 약 열 달이 지난 시점에서, 처음으로 비로소 몸이 가볍다는 감각을 느꼈다. 이때의 가벼운 순간을 계속 느끼고 싶어졌다. 몸이 가볍다는 감각을 맛보고 나자 이때부터 음식에 대한 고민이 더 사그라들기 시작했다. 그만큼 운동의 중요성을 한 번 더 깨우치게 되었다.

스텝박스에 올라 3초도 버티기 힘들어하던 몸은 어느덧 점점 5초, 10초를 버티게 되었다. 나중에는 무릎을 사용해서 다리를 들어 올리는 동작도 취할 수 있었다. 여전히 편하게 내 모습을 마주하기는 어려웠지만 이전처럼 더 이상 나를 깎아내리진 않았다.

체질과 이해도에 따라서 운동에 금방 적응하는 사람들도 분명히 있겠지만 나처럼 어렵고 힘들게 시작한 사람들도 분명히 있을 것이라고 생각했다. 그리고 TV나 인터넷 매체에 나오는 사람들이 조각같이 훌륭한 몸을 만들기 위해 얼마나 오랜 시간 동안 많은 인내심을 갖고 버텼을지 조금은 이해할 수 있었다. 그 과정을 알게 되자 운동을 단순히 살을 빼려는 수단으로 바라보지 않게 되었다. 운동하는 시간에 더 진심을 담아 보자는 생각이 조금씩 들었다.

단순히 몸을 움직인다고 해서 '오늘 운동 열심히 했다'는 생각에서 벗어나기로 했다. 의도대로 몸의 자극점을 찾아 운동하는 재미를 느껴보고 싶었다. 그러기 위해서 지금 이 스텝 박스 한 걸음이 나에게는 정말 중요한 밑거름이 될 것임을 확신했다. 확신에 차서, 그리고 확신을 갖기 위해 운동했다. 그해 여름 내내 스텝박스를 올랐고 케틀벨을 흔들었으며 러닝머신을 타는 일상들을 반복했다. 평생 넘을 엄두조차 내지 못했던 운동이라는 문턱을 넘어서기 위해서 매일 그 문 앞을 두드리기 시작했다.

이때 누구보다도 꾸준하게 나와 함께 소통했던 구독자들이 정말 큰 힘이 되었다. 나 자신을 돌아보고 보이지 않는 족쇄에서 벗어나겠다는 생각으로 시작한 유튜브였다. 그런데 그곳에는 노력한다는 이유만으로도 진심이 가득 담긴 응원을 하는 사람들이 있었다. 무엇을 해 준 적도 없는 내게 건네는 그들의 진심을 통해 정성이 담긴 노력이 얼마나 중요하고 값어치 있는 일인지 새삼 깨달을 수 있었다. 그리고 혼자라는 막막함에서 벗어나 나 역시도 누군가에게 긍정의 에너지를 줄 수 있는 사람이 되어가고 싶다는 생각이 들었다. 혼자라고 생각되는 이

길에 내가 함께하고 있다는 의지를 표현하고 싶었기에 매일 같이 영상 속에서 나를 마주하는 시간을 회피하지 않았다.

운동에 익숙해지고 나서는 스텝박스를 구매해서 집에서도 매일같이 운동하기 시작했다. 운동을 습관화하는 방법은 간단하다. 헬스장뿐만 아니라 집에서도 PT 수업 때 배운 자세를 연습하는 것이었다. 물론 이것은 반드시 지켜야만 하는 루틴은 아니었지만, 더 나은 나를 욕심내는 하루들을 계속해서 쌓아가고 싶었다.

다이어트 식단으로 돌입

같은 양도 나눠서 먹기

운동을 PT 수업으로 진행하며 식사 구성은 다이어트 식단의 정석, 소위 말하는 닭고야(닭 가슴살, 고구마, 야채) 식단을 선택하기로 했다. 다른 선택지가 없었다. 왜냐면 그만큼 너무나 간절했기 때문이다.

닭 가슴살과 채소는 주로 에어프라이어에 넣어 구워 먹었다. 그러면서도 쉽게 질리지 않도록 같은 재료를 사용하더라도 다양한 방식으로 요리해 식단을 유지했다. 조리 방식을 다르게 하면 같은 재료를 써도 색다른 음식을 먹는 것처럼 느껴졌다. 그리고 솔직히 말해서 어떤 재료를 쓰든 맛있을 수밖에 없었다. 이렇게 먹다 보면 분명 감량이 될 것이라는 믿음이 있었기 때문이다.

PT 수업을 받기 시작하면서 가장 고민이 많았던 부분은 식사 방식이었다. 하루에 세 끼만 먹고 저녁 6시 이후로는 아무것도 먹지 말아야 한다는 고정관념이 있었다. PT 수업을 받는 동안의 식단 역시 그렇게 진행될 줄 알았다. 물론 나중에는 각자의 생활 습관, 건강 상태, 의견 차이에 따라 조율할 수 있다는 사실을 알았다. 어떤 메뉴를 먹어도 강한 의지로 그에 맞게 잘 갖춰 먹으면 된다는 생각이었기에 식단을 지키지 못한다는 불안감은 없었다.

그런 내게 트레이너 선생님은 전혀 예상치 못한 식사 방식을 제안했다. 정해진 식사량을 먹되, 아침 식사를 기준으로 공복 시간 서너 시간을 지키고 점심과 저녁 사이에 한 끼를 더 추가해서 먹는 방식이었다. 하루에 세 끼를 챙겨 먹을 양을 분산해서 네 끼로 나눠 먹는 방식이었다. 사람마다 몸이 다르듯 음식을 소화하는 기능이 천차만별이겠지만, 내겐 130kg까지 살이 찔 만큼 엄청난 소화 능력이 있었다. 그래서 다소 늦은 시간까지 네 끼를 챙겨 먹어도 별문제가 되지 않았다.

그렇게 네 시간마다 닭 가슴살과 감자 혹은 고구마를 챙겨 먹었다. 닭 가슴살은 종종 에어프라이어에 익혀 먹기도 했지만 고구마는 절대로 굽거나 튀기지 않았다. 조리법에 따라서 고구마의 당지수가 달라지는데 굽거나 튀기면 당 지수가 높아지기 때문이었다. 전체적으로 식단의 재료들은 되도록 삶거나, 생으로 먹었다. 특히 채소류는 조리되지 않은 상태에서의 아삭함을 즐겼다. 그리고 먹는 순서를 반드시 지켰다. 가장 먼저 섬유질인 채소를 먹어 배를 채우고 단백질인 닭 가슴살을 먹었다. 마지막으로 탄수화물인 고구마와 감자를 먹었다. 이때 먹는 순서를 지키는 식습관은 68kg을 감량한 지금도 여전히 남아있는데 미리 만들어 둔 작은 습관들이 여전히 식단을 지키는 것에 큰 도움을 주고 있다.

닭고야 식단을 시작할 땐 여러모로 걱정이 되었다. 배달음식에 길들여진 내 입맛이 잘 적응할지, 요리하는 데 익숙하지 않은 상태에서 매 끼니마다 식단을 준비할 수 있을지, 오래 지속할 수 있을지 등 여러 방면으로 걱정이 되었다. 하지만 막상 식단을 준비하고 먹어보니 생각보다 내 입맛에 잘 맞았다. 오히려 이 식단을 먹다보니 재료들이 가지고 있는 자연 그대로의 맛을 음미할 수 있었다. 칼로리가 낮고, 혈당 수치를 급격하게 올리지 않는 담백한 식단을 먹으며 자극적인 음식에 무뎌진 내 본연의 입맛을 점점 회복했다.

사람마다 입맛과 취향의 차이가 분명했기에 호불호가 갈릴 수 있는 식단이었다. 하지만 거의 매 순간 더부룩했던 속이 편안해지는 감각은 마치 신세계처럼 느껴졌다. 이런 상황이 되자 식단에 대한 만족도가 커졌고 그것을 지키는 일상을 꾸준히 유지해 나갈 수 있었다.

간식과 입 터짐 대처법

유튜브에 영상을 올릴 때마다 간식과 입 터짐에 대해 많은 질문을 받았다. '손리사님은 치킨, 피자, 떡볶이가 먹고 싶을 때는 없으셨나요?' 라는 질문이 주된 내용이었다. 그때마다 내 대답은 다이어트 중 먹으면 안 되는 음식들은 단호하게 끊어야 한다는 것이다. 이 사실을 지극히 냉정하게 판단하려 했고, 그 냉정함을 앞세워, 필요하다면 단기간이라도 음식을 끊어내는 결단력이 필요했다.

　사람마다 분명 몸의 차이, 운동 습득력의 차이는 분명 있겠지만 내가 먹고 싶은 모든 음식들을 배불리 먹으면서, 또 원하는 만큼 살을 뺄 수는 없다. 그런 다이어트 방법이 있었다면 이 세상에 '비만'이라는 단어는 생기지 않았을 것이다.

　평생을 기름지고 달달한 고칼로리 음식과 함께해 왔는데 어느 날 갑자기 한 순간에 끊어낼 수는 없었다. 그래서 맨 처음 다이어트를 시작했을 때부터 고칼로리 음식을 먹는 빈도를 줄였다. 일주일에 네 다섯 번은 먹어야 직성이 풀리던 야식을 두세 번으로 줄였고, 이후에 차츰 일주일에 한 번으로 줄여 나갔다. 입 터짐을 줄이기 위해서 간식으로는 오이, 브로콜리, 견과류를 한 봉지씩 항상 챙겼다. 이런 생활 습관이 자리를 잡을 수 있도록 신경을 많이 썼다. 이처럼 PT 수업 시작 전부터 식단 조절을 서서히 하고 있어서인지 닭고야 식단에 적응하기가 그리 어렵지 않았다.

PT 수업을 받는다 해서 무조건 살이 빠지기만을 기대하지 않았다. 물론 적지 않은 금액을 투자하며 전문가와 함께 한다는 점에서 기대치는 분명 있었지만, 결국 살을 빼는 것은 나라는 결론에 도달했다. 트레이너 선생님께 운동 방법을 배우는 것도 좋지만, 선생님이 조언한 식단을 지킬 수 있는 상태여야 효과가 커질 것이라고 생각했다.

다이어트 성공을 위한 체크리스트: 습관 만들기

STEP1. 일상을 해치지 않는 습관 만들기

1단계

여러분의 일상은 어떤 패턴으로 움직이고 있을까요?
기상 시간부터 잠자는 시간까지, 일상을 시간으로 기록하여
눈으로 확인해 봅시다.

──────────── 평균 하루 일과 ────────────

기상 시간:

등교·출근 시간:

점심 시간:

저녁 시간:

하교·퇴근 시간:

취침 시간:

| 2단계 | 1단계에서 작성했던 하루 일과 시간을 기준으로, 여러분이 조금 더 활동하고, 움직일 수 있는 시간은 언제일까요? 꼭 '운동'해야 한다는 생각으로 작성하지 않아도 괜찮아요. 방 청소, 산책, 스트레칭 등 10분이라도 내게 집중하며 몸을 움직이고 신체 감각을 일깨우는 시간을 체크해 봅시다. |

──────── 평균 하루 일과 ────────　　──── 내게 집중할 수 있는 시간 ────

기상 시간:

등교·출근 시간:

점심 시간:

저녁 시간:

하교·퇴근 시간:

취침 시간:

STEP2. 원하는 습관을 내 것으로 만들기

1단계 　건강한 삶을 위한 습관을 떠올려 보고 그 '목표 습관'을 내 것으로 만들기 위한 방법을 적어 봅시다. 당장 철저히 지키지 않아도 괜찮아요. 단계별로, 오랜 시간을 들이며 그 습관과 내 몸이 친해지도록 이끌어 주면 된답니다.

> TIP:　여러분이 원하는, 이상적인 모습의 습관 딱 한 가지만 적어봅시다. 꼭 제가 체중을 감량했던 방법을 그대로 따르지 않아도 괜찮아요. 여러분의 상황과 몸 상태에 맞게 적으면 됩니다.

예시) 매일 30분 이상 운동하기, 밤 8시 이후 야식 안 먹기, 폭식하지 않고 적정량만 식사하기, 식사 시간 외에는 군것질하지 않기….

2단계 │ 목표 습관으로 향하기 위한 '단계 습관'을 만들어 봅시다. 처음에는 아주 작은 습관으로 몸이 익숙해지도록 만들어 봅시다. 단계를 세분화할수록 내 몸이 습관에 더 적응하기 쉽답니다.

예시) 목표 습관: 밤 8시 이후 야식 금지
1단계: 카드 결제 내역을 확인하며 야식 먹는 패턴을 알아보기
2단계: 만약 일주일에 다섯 번 야식을 먹었다면, 그중 딱 하루만 참기
3단계: 일주일에 네 번 야식을 먹는 게 익숙해지면 하루 더 참아보기
4단계: 만약 일주일에 하루 더 참기 어려운 시기가 오면, 야식으로 먹고 싶은 음식을 낮에 먹기 (그대신, 낮에 먹으면 야식으로 취급하지 않기)

목표 습관이 내 것이 되기까지 한 달, 반년, 일 년 그 이상이 걸릴 수 있어요. 천천히 실천하면 그 무엇이라도 이룰 수 있다는 것을 잊지 않으셨으면 좋겠습니다.

NOTE

4

인생은 지금부터!

삶의 즐거움에 눈뜨다

다이어트를 잊게 만드는 취미 발견

다이어트를 하며 여러 이유로 이전에는 망설이며 시도하지 못했던 일에 도전할 수 있게 되었다. 살을 빼면서 체중이 줄고 체력이 늘어서인지 다른 분야에 관심이 갔다. 매일 운동하는 일상이 익숙해져서인지, 혹은 그동안 해보고 싶었던 취미 활동에 도전할 수 있을 만큼 용기가 생겨서인지 정확하진 않지만 마음속에 숨어있던 의욕이 모습을 드러낸 듯했다.

수영 도전기

운동과 식단을 놓지 않고 꾸준히 노력해 2021년의 9월 6일을 기점으로 정확히 90.6kg을 기록하게 되었다. 2020년 10월에 감량을 결심한 이후 근 일 년 차를 맞이하는 시기였다. 여전히 코로나 팬데믹 사태는 언제 끝이 날지 알 수 없었고, 사람들은 마스크 생활에 적응하기 시작했다. 나 역시도 마스크를 쓰며 운동하는 것이 점점 익숙해졌다.

나에게 집중하는 하루들을 보내고 있었지만, 한편으로는 그 시간에 점점 무뎌지고 있었다. 운동에 질리지 않으려면 새로운 자극이 필요하다고 느꼈다. 본격적으로 살이 빠지는 재미를 느끼기 시작했기에 이 즐거움을 지속하고 의지를 북돋아 주는 계기를 만들고 싶었다.

어릴 때부터 물을 굉장히 좋아해서 수영을 배우고 싶었다. 큰 체격과 더불어 조금만 걸어도 땀을 흘리고 숨이 찰 만큼 부족한 체력이 자꾸만 수영을 향한 내 의지를 꺾었다. 그러다 보니 수영을 배우겠다는 결정을 쉽게 할 수 없었다. 하지만 이렇게 반평생 가까이 나를 옥죄었던 몸무게라는 족쇄는 다이어트를 하는 일 년 동안 점점 가벼워졌다. 더불어 코로나 백신 접종을 시작으로 사회적으로 조금씩 활동할 수 있는 범위가 넓어지며 수영을 배우겠다고 결심할 수 있었다.

수영 수업을 받기 전, 태어나서 처음으로 수영복을 구매하러 아웃렛 매장을 방문했다. 막상 수영복 매장에 들어서면서도 '아직 기성복조차 구매하러 가본 적이 없는데 과연 나에게 맞는 수영복이 있을까?'라는 의구심이 들었다. 맞는 수영복이 없어서 실망할까 봐 나보다 더 노심초사하시는 엄마를 모시고 가는 길이 마음이 마냥 편하지만은 않았다. 하지만 큰맘 먹고, 용기 내서 수영복 코너로 향했다.

매장 직원분께 "혹시 제 체형에 맞는 수영복이 있을까요?"라고 물어본 순간 깜짝 놀랐다. 직원분은 당연한 걸 왜 묻냐는 듯한 표정으로 "그럼요. 당연히 있죠."라고 말씀하시며 XL 사이즈 수영복 한 벌을 챙겨 주셨다. 이때 얼마나 감격스러웠는지는 말로 표현할 수가 없을 정도였다. 치열하게 다이어트에 몰입했던 일 년 가량의 시간이 이렇게 나에게 보답하는구나 싶었다.

누군가에게는 평범하게 수영복 한 벌을 구매하는 에피소드이겠지만 평생을 초고도 비만으로 살아온 나에게는 엄청나게 감동적인 사건이었다. 그렇게 수영복 세트를 구매하고 돌아서며 나오는데 엄마가 너무나 기뻐하고 있었다. 엄마의 표정을 보고 나서, 앞으로 더 노력하고 포기하지 말아야겠다는 결심을 더 확고하게 가지게 되었다. 수영 강의는 아침 7시 기초반으로 등록했다. 강의 오픈 날만을 손꼽아 기다리면서도 매일 헬스장으로 향했고 채소, 닭 가슴살, 고구마 식단을 꾸준히 병행했다.

드디어 기대하던 수영 강의 첫날, 설레는 마음을 안고 들어선 수영장 탈의실은 내공이 가득하신 어르신들로 인산인해였다. 헬스장에서도 느꼈지만 운동할 수 있는 공간이라면 운동 종류, 시간대, 연령대와 관계없이 노력하는 사람들을 만날 수 있다. 수영을 배우는 동안 이른 아침부터 활기찬 삶을 시작하는 사람들을 가까이에서 마주하며 많은 것을 배울 수 있었다. 체중을 감량하기 전의 내게 아침 7시는 전날에 과식한 탓에 더 부룩한 속을 부여잡고 이불 속에서 뒤척이고 있을 시간이었다. 이불을 박차고 나와 보니 다른 이들은 수영으로 하루를 시작하고 있음을 새삼 느끼게 되었다. 실제로 살이 빠지는지는 중요하지 않았다. 중요한 것은 나 자신을 위한 시간 중 헛된 시간은 없다는 사실이었다. 내 건강을 위해 노력하고, 시간을 투자한다는 사실만으로도 충분히 값진 하루였다.

수영장 탈의실에서는 다양한 체형의 사람들이 편하게 옷을 갈아입고 있었다. 이곳에서 어떠한 몸의 형태든 부끄러워할 필요가 없다는 것을 깨닫게 되었다. 건강을 위해 노력하는 장소에서는 다른 이들의 시선도 신경 쓰지 않아도 괜찮았다. 평생 큰 체격을 감추기 급급해 타인의 시선을 크게 의식하고, 그로부터 도망치기 바빴다. 그런 내가 어느덧 다른 이들과 함께 섞여 아무렇지 않게 옷을 벗는 순간이 다가오자 울컥하는 마음이 들었다. 옷을 갈아입고 나와 보니 나보다 나이가 많아 보이는 사람들이 미끄러지듯이 깔끔하게 수영하고 있었다. 심장이 두근두근 뛰기 시작했고, 속으로 '너무 멋있다'를 연발했다. 나도 언젠가 저런 여유를 갖고 싶다는 마음으로 첫 수업에 임했다.

물에 뜨는 순간 나를 에워싼 무게로부터 자유로워지는 감각을 느꼈다. 호흡법을 배우고 발차기를 배우면서 평상시와 다르게 몸을 움직이는 즐거움을 느꼈다. 그동안 억눌렀던 마음을 표출하게 되어서인지 수업 시간 내내 정말 재밌고 유쾌했다. 그렇게 세 달간의 수영 수업은 멋진 경험이자 인상적인 추억으로 남게 되었다.

식욕을 잊게 해준 취미, 비올라 배우기

앞서 이야기 했듯 식욕을 조절하기 위해 항상 노력하기가 쉽지만은 않았다. 이때 먹는 행위와 음식을 뇌리에서 지울 수 있도록 새로운 취미를 만들어 보았다.

나는 음악 듣는 걸 굉장히 좋아했다. 체중을 감량하는 동안에 마음의 위안을 얻고 싶을 때는 비올리스트 용재 오닐의 〈섬집 아기〉 연주 음악을 듣곤 했다. 음악을 듣다 보니 사람의 마음을 편안하게 만들어주는 비올라 연주의 힘을 체감하며, 비올라에 대한 동경이 생겼다. 그 동경심을 간직하다가 80kg 중반대로 체중을 감량하면서 자신감이 생겼을 때 직접 악기를 배우기로 결심했다. 식욕에 얽매이지 않으려는 의지가 새로운 세상으로 향하는 계기를 만들어 주었다.

처음 비올라 악기를 고를 때도 수영복을 고르는 날만큼 설레었다. 그때 방문한 곳은 대학교 앞 악기점이었는데, 첼로와 바이올린 등 여러 악기들이 멋있게 진열된 곳이었다. 조심스럽게 사장님께 "전공자는 아니지만 취미로 비올라를 배워보려고 하는데요, 추천해주실 수 있나요?"라고 여쭈었다. 사장님은 환하게 웃으시면서 "멋진 취미네요, 그럼요! 엊그제 어르신 한 분도 비올라를 구매해 가셨어요."라고 말씀하셨다. 모든 사람이 다른 만큼, 세상을 즐기는 방식은 각자 다르다는 점을 새삼 느끼게 되었다.

언제나 좁은 시각 속에 나를 가둬두고 살았다. 그런데 세상 밖을 조금씩 경험해 보니 나만 유별나고, 튀어 보이는 것이 아니었다. 그동안 다양한 경험을 뒤로 하고 음식이 유일한 행복의 수단이라고 여기는 동안 다른 사람들은 각자 자신만의 즐거움을 찾아 살고 있었다. 삶을 사는 길은 여러 방향으로 펼쳐져 있다. 어느 방향의 길을 택하든 그 선택은 존중받아 마땅하다.

그동안 체중이 커다란 콤플렉스였던 나는 이 즐거움을 더 일찍 깨닫지 못했다는 아쉬움을 느꼈다. 체격을 이유로 나는 나에 대한 믿음이 부족했고, 이는 낮은 자존감으로 이어져 어떤 것이든 도전할 때마다 걸림돌이 되었다. 하지만 건강을 되찾아가는 취미를 만들고 일상을 보내며 이 콤플렉스를 극복할 수 있었다.

비올라를 시작할 때 내 몸무게는 80kg대였다. 간절한 마음으로 노력하면 이룰 수 있다는 성취감을 온몸으로 느끼던 시기였다. 세상의 기준에서 나는 여전히 체형이 큰 사람이었다. 누군가에게는 이 체중이 살면서 제일 살쪘을 때의 체중이었겠지만 나에게는 땀 흘려가며 성취해 낸 결과였다. 이 자신감을 동력 삼아 어깨에 비올라 케이스를 둘러매고 음악 학원에 다니기 시작했다.

주말 오전에는 헬스장에서 땀 흘리던 일상에서 벗어나 음악 학원에 가서 수업을 들었다. 기초적인 음계를 익히면서 〈하울의 움직이는 성〉이라는 곡을 연습하기 시작했다. 그때 악보를 외우기 위해서 헬스장에서 러닝머신을 탈 때 러닝머신의 개인 모니터 화면 위에 악보를 올려두고 한 시간씩 보곤 했다. 다이어트와 운동 외에도 몰입할 수 있는 대상이 생기자 똑같은 일상도 색다르게 느껴졌다. 반복되는 운동 일상에 지루함을 덜고, 식욕에 대한 생각을 환기시키는 시간을 보냈다.

좋은 사람과의 즐거운 시간

다이어트를 시작하고 세상 밖으로 나오면서 이전에는 상상할 수 없는 경험을 했다. 그리고 그만큼 다양한 분야에 있는 좋은 사람들을 만났다. 이렇게 만난 새로운 인연을 통해 내 삶의 스펙트럼이 넓어지고 다채로워졌다. 여기서는 살을 빼는 동안 아낌없이 도와 주고 응원해 준 사람들을 소개하고자 한다.

새로운 삶의 문을 열어준 K언니와의 만남

2021년 여름의 초입에 90kg대에 정착하게 되었을 때 헬스장에서 특별한 제안을 했다. 바로 헬스장 내에 방영되는 인터뷰 영상을 촬영하는 것이었다. 각자 다른 테마로 인터뷰를 진행했는데 내게 주어진 주제는 '실천하는 용기'였다. 살을 빼도 끝이 없는 것 같다는 막막함에 종종 낙담하던 시기에 이 주제로 인터뷰 원고를 작성하며 생각을 정리할 수 있었다.

'용기'라는 단어가 거창해 보이지만 모든 행동과 실천에도 이 단어가 함께할 수 있다고 생각한다. 언제나 생각이 많고 우물쭈물하기 바빴다. 그런 내가 어느새 헬스장에서 운동하고, 유튜브 채널에 솔직한 이야기를 다른 이들에게 공유하고 있었다. 이 또한 '용기'를 실천하고 있는 것이리라 생각했다.

늦은 밤, 아무도 없는 헬스장에 트레이너 선생님들과 인터뷰 영상을 촬영하기로 한 헬스장 회원 네 명이 모였다. 대학생 남녀 두 명, 30대 후반이자 곧 바디 프로필 촬영을 앞두고 있던 K 언니와 나까지. 이렇게 총 네 명이 저마다의 주제로 인터뷰를 진행했다.

내가 가장 마지막 순서였기에 앞선 세 사람의 인터뷰를 떨리는 마음으로 지켜보았다. 20대의 여성분은 밝고 쾌활한 목소리로 대학교에 다니며 아르바이트로 돈을 벌어 공부와 PT를 병행하고 있었다. 밝고 쾌활한 목소리로 자신의 이야기를 말하는 모습이 눈에 밟혔다. 그의 자신감에 찬 모습이 너무나 빛나 보였다. '나는 저 때 어떻게 하면 조금이라도 더 맛있게 먹을까를 고민하고 있었는데…'라는 생각이 들어 예전의 모습이 새록 새록 떠올랐다.

　무엇보다 가장 인상 깊었던 것은 K 언니의 인터뷰였다. 평소 헬스장에서 마주쳤을 때는 '저렇게 늘씬한 사람도 자신을 위해 끊임없이 관리하는구나'라고 생각했었다. 그런데 인터뷰 첫 마디가 '초등학생 아들 둘을 둔 워킹맘'이어서 깜짝 놀라고 말았다. 30대의 마지막을 기념하기 위해 바디 프로필을 준비하고 있다는 말에 두 번 놀라고 말았다. 운동으로 현재를 추억

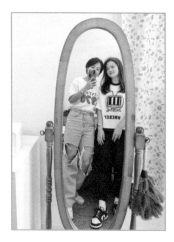

한다는 점과 출산 이후에도 노력하면 얼마든지 몸과 마음을 가꾸기위해 노력한다는 K 언니의 이야기를 듣고 어안이 벙벙해졌다. 딱딱했던 사고방식을 탈피해 새로운 시야가 트이는 듯한 느낌을 받았다. 이 인터뷰 날을 계기로 K 언니와 좋은 관계를 맺을 수 있었다.

구독자 친구와 패러글라이딩 타기

2021년 9월 8일의 늦여름, 계속해서 유튜브 채널에 다이어트 과정을 기록하며 체중을 감량하는 동안 한 구독자 친구와 연이 닿았다. 80kg대 진입을 기념하여 그 친구와 함께 패러글라이딩에 도전해 보기로 했다. 패러글라이딩은 자연과 하늘을 동경하던 나에게는 꿈만 같은 도전이었다. 곡성의 한 패러글라이딩 시설을 방문할 때까지도 나에게 맞는 장비들이 있을까 내심 두려운 마음이 남아 있었다. 업체 관계자분은 당연히 맞는 장비가 있으니 걱정 말라고 말해 주셨다.

비행장이 높은 곳에 있어 트럭을 타고 비행장으로 올라갔다. 덜컹이는 트럭 안에서 괜스레 눈시울이 붉어졌다. '나에게 이런 날이 오다니…'. 작년 이맘때만 해도 맨몸으로 바람을 가르고, 하늘 위에 떠 있으리라고는 상상도 할 수 없었다. 그간 노력한 결실이 맺혔다는 생각에 뿌듯함이 들었다. 마침 그 전날 비가 와서 미세 먼지 없이 깨끗한 하늘을 볼 수 있다는 말에 마음이 더 들떴다. 비행장에서 본 넓고 푸른 시야에 숨통이 트이는 것 같았다. 하늘이 내 마음처럼 시원하고 청아해서 감동이 몰려왔다.

이 순간을 얼마나 고대하고 기다리고 있었던가. 그동안 인내하고, 또 버틴 이유가 여기 있었다는 생각이 들었다. 이륙을 준비하는 동안 불안함이 아닌 설렘으로 심장이 뛰는 소리가 내 귓가에 울려 퍼졌다. 그리고 허공을 향해 뛰어내릴 때 비로소 자유로움을 느꼈다. 바람을 가로지르는 소리와 함께 두 발이 땅에서 떨어지자 나도 모르게 탄성이 절로 나왔다. 시야를 에워싼 세상이 한순간 탁 트이는 감각을 느꼈다. 그동안의 긴장이 단번에 풀리는 기분이었다. 과감하게 행복했고, 원 없이 자유로움을 느꼈다.

하늘 위에서 자유로움을 만끽하며 운동과 식단에 대한 인식이 이때 크게 변하게 되었다. 운동과 식단은 체중을 감량하기 위해 나를 쥐어짜고, 극한의 순간까지 밀어부쳐야 하는 수단이 아니었다. 나를 건강하게 관리하고 행복하게 만들어주는 방법 중 하나라는 것을 깨달았다. 머릿속에 그 생각이 떠오른 순간 온몸을 감싼 긴장감이 풀리고 마음의 여유가 생겼다. 살을 빼야 행복할 수 있다는 압박에서 벗어나고, 운동과 식단을 삶에서 뗄 수 없는 동반자로 여기게 된 계기였다.

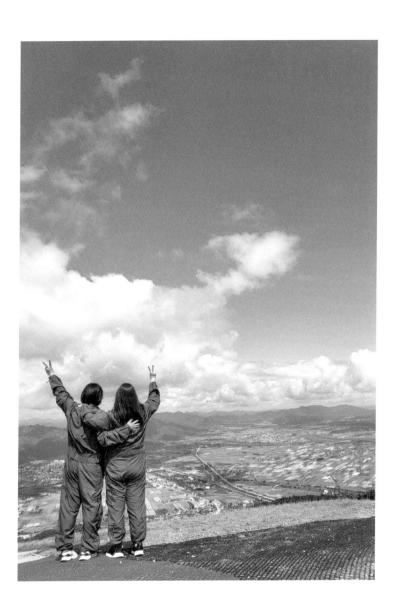

인생의 절반을 함께 해온 친구

체형이 보통 사람들과 많이 다르다는 것을 인식하게 된 후 언제나 나를 감추기에 급급했고 항상 혼자 있는 데에 익숙했다. 그래도 다행히 고등학교 2학년 때부터 함께한 가족 같은 친구가 한 명 있었다. 친구 B는 내 인생의 절반 이상을 함께해 온 친구이자 소중한 인연이었다. 동시에 언제나 힘들고 지칠 때 묵묵히 나를 지탱해 준 버팀목이자 앞으로 나아갈 수 있는 원동력이 되어 주었다. 그런데 B와 오랜 시간 인연을 맺으면서도 특별한 추억을 남긴 적이 별로 없었다. 체격 콤플렉스로 인해 사람들 앞에서만 서면 훨씬 예민했기 때문이다. 이 모습을 친구에게 보일 때마다 미안함을 느꼈고, 동시에 나 자신이 부족하다는 생각에 한없이 잠기곤 했다.

B는 항상 "네가 살을 빼면 여행도 가고, 사진도 많이 찍자. 경비행기도 타 보고, 놀이동산도 가 보고, 전주 한옥 마을에 가서 한복 입고 사진도 찍어 보자."라는 계획을 말했다. B의 말을 들으면서도 과연 그런 날이 올지 의구심에 가득 찼었다. 그런데 내가 포기하지 않는 시간을 보내다 보니 2021년의 가을, 정말 그날이 왔다. 바로 그와 경비행기를 타러 가게 된 것이었다.

패러글라이딩을 탄 경험이 인상 깊게 남아 한 번 더 하늘 위에서 세상을 바라보고 싶었다. 그래서 이번에는 경비행기에 도전했다. 살을 빼기 시작하면서 하나둘 쌓기 시작한 작은 추억들은 전부 태어나서 처음해보는 것들이 많았다. 그래서 모든 것에 의욕이 쑥쑥 자라나고 있었다. 패러글라이딩에 이어 경비행기를 실제로 체험하며 사람이 목표와 도전 정신이 있다면 한계 없이 도약할 수 있다는 사실을 체감했다.

그리고 작년 겨울, 눈 폭풍이 몰아치던 날 차가운 계단에 앉아 좌절했던 순간이 문득 떠올랐다. 그날 따뜻한 침대와 맛있는 라면 한 그릇의 유혹을 이겨내지 못했더라면 과연 내가 이 자리에 올 수 있을지 모르겠다는 생각이 불현듯 스쳐 지나갔다. 시린 겨울을 버티는 시간이 지나자, 어느덧 맑은 하늘 위에서 웃는 모습을 카메라에 담고 있었다. 이 모든 것은 온전히 내 의지로 이뤄낸 결과였기에 그 무엇보다 뿌듯했고 행복감이 절정에 달했다.

원래 신발사이즈는 항상 260~265mm였지만 살이 빠지면서 신발 사이즈가 235mm으로 줄어드는 신기한 경험도 하였다. 다이어트 전에는 친구와 옷을 사러 매장에 가는 것도 나에게겐 곤욕이었다. 남들에게는 그저 평범한 옷 고르기 였겠지만 혼자 주변 시선 속에서 '저 사람은 맞지도 않는 옷을 왜 저리 들었다 놨다 해'라는 질책이 느껴지는 듯해 언제나 불편했다.

그런 마음의 불편함을 계속해서 만들어 내는 감정 소모에 언제나 지치고 예민해져 있었다. 그런 내 상황을 이성적으로 판단해 주고 끊임없이 조언해 준 B에게 평생 고맙다는 말을 해도 부족할 것 같다. 누군가가 내 곁에서 할 수 있다고 응원해 주는 말 한마디가 삶을 포기하지 않게 만들어 주는 원동력이 아닐까 싶다.

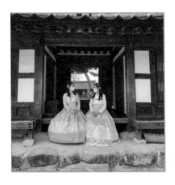 훗날 80kg에서 체중을 더 감량한 이후 B와 전주 한옥 마을에 가서 한복을 입고 사진도 찍고, 놀이공원에도 갔다. 나는 상상조차 하지 못했던 미래를 그린 B의 말은 어느새 현실이 되었다. 만약 타인의 삶에 영향을 끼칠 수 있다면 내 친구 B처럼 따뜻한 메시지를 전하고 싶

었다. 그 마음을 담아 SNS를 통해 조금이나마 더 많은 이들에게 희망의 메시지를 전하고자 했다. 그럴 수 있도록 앞으로도 꾸준히 성장하겠다고 다짐했다.

항상 큰 깨달음을 주셨던 트레이너 선생님

2021년 12월의 초입에 나는 총 54kg을 감량하게 되어 70kg 후반대에 들어섰다. 그동안 꾸준히 진행했던 PT 수업을 받은 지 어느덧 일 년이 지났다. 이때 운동 루틴에 새로운 변화를 주기 위해 새로운 트레이너 선생님인 H 선생님과 함께 운동하기 시작했다. H 선생님은 헬스장에 처음 등록할 때 나를 면담해 주신 트레이너 선생님이었다. 선생님과의 첫 만남은 PT 수업을 시작해 올바른 방법으로 살을 뺄 수 있는 계기가 되었다. 훗날 내가 68kg을 감량하고 나서도 선생님과의 인연이 이어지며 삶의 책임감을 배울 수 있는 귀한 시간이 되었다.

선생님을 처음 만났을 때가 아직도 생생하다. 어느 헬스장을 등록할지 고민되어 주변의 여러 헬스장을 돌아다니며 상담받았다. 그때 선생님은 첫 몸무게와 혼자 얼마나 몸무게를 감량했는지 물어보았다. 그뿐만 아니라 앞으로의 다이어트 방향성을 어떻게 생각하는지를 꼼꼼히 점검해 주었다. 그때 선생님이 해주신 말씀이 있는데 바로 "첫 다이어트가 굉장히 중요하다."라는 말이었다. 선생님의 설명에 따르면 몸은 우리 생각보다 훨씬 똑똑하기 때문에 과거에 체중을 감량하려 했던 과정을 기억하고 있고 언제든 이전 상태로 되돌아가려는 탄성을 갖추고 있다. 그래서 잘못된 다이어트 방식으로 몸을 잘못 건드리지 않는 것이 중요하다고 알려 주었다. 의지가 약해지는 순간 요요현상이 언제든 찾아올 수 있고 그다음 번 감량은 그때보다 더 굳센 각오가 필요하기 때문이었다.

나에게는 어떠한 감언이설 없이, 있는 그대로를 설명해 주는 H 선생님의 설명이 믿음직스럽게 다가왔다. 이 상담 내용은 지금까지도 요요현상이 오지 않게끔 운동과 식단을 꾸준히 유지해 나갈 수 있는 커다란 밑거름이 되어주었다.

PT 수업을 받으며 매일 꾸준히 운동해도 70kg대에 들어서자 이미 50kg 이상을 감량해서인지 체중이 쉽게 내려 가지 않았다. 나의 의지 역시 처음 다이어트를 시작할 때만큼 강하지 않았다. 다이어트 첫 목표 체중이었던 99kg에서 어느덧 70kg

중반대까지 내려왔기에 더 이상의 감량은 몸에서도 받아들이지 않는구나 싶었다. 그때 H 선생님과 함께 다이어트 식단과 일반식을 병행하는 방향으로 식단을 재구성했다. 운동 방식은 이전과 달리 큰 운동을 중심으로 스쿼트, 데드리프트, 덤벨 운동을 비롯해 무게를 다루는 웨이트 운동에 초점을 맞췄다. H 선생님과 함께 운동하면서 본격적인 스쿼트와 웨이트 운동의 재미를 알아가기 시작했다. H 선생님은 PT 수업에 들어가기 전에 항상 혼자 운동하는 상황을 대비해 내 몸에 알맞게 기구를 세팅하는 방법을 알려주셨다. 선생님의 세심하고 꼼꼼한 가르침은 PT 수업을 졸업하고 나서도 운동에 대한 어려움을 극복하는 데 크게 도움이 되었다.

운동 신경이 좋은 편이 아니라서 체중을 감량한 후, 헬스장에서 웨이트 운동을 할 때마다 한없이 초라해지는 듯한 순간이 있었다. 어떨 때는 그동안 노력했던 시간들이 전부 헛고생이었나 싶기도 했다. 좌절할 때마다 선생님은 항상 사기를 북돋아 주었다. 할 수 있고, 해내야 하고, 잘 극복하고 있다는 믿음을 항상 일깨워 주었다. 무엇보다 감사한 것은 내가 나 자신을 믿지 못할 때도 한결같이 나를 믿어주었다는 점이다. 그리고 내가 식단을 지키기 힘들어할 때 해주신 말이 있었다. "살을 빼는 데 특별한 비법은 없다. 허기짐에 익숙해지고 무뎌지면 된다."라는 말이었다.

　선생님은 항상 혼자만의 생각에서 벗어나 현실을 직시하도록 도와주는 조언을 해 주셨다. 그중에서도 이 말씀에 정말 깊이 공감했다. 비록 과정이 힘들더라도 몸만큼 정직한 답안을 갖고 있는 것도 없기에 그 답에 맞게 잘 풀어나가면 된다. 그러기 위해 필요한 것은 인내심이기에 언제나 인내하고, 절제하고, 냉정해져야 한다는 것을 선생님을 통해 배웠다. 지금도 여전히 운동은 하면 할수록 어렵다고 생각하고 있다. 하지만 오랜 시간 쌓아온 인내심 덕분에 이제는 운동을 강박적으로 생각하지 않고 스트레스를 조절하는 수단으로 볼 수 있게 되었다. 일반식을 병행하며 식단도 부담 없이 즐길 수 있다는 것을 알아가기 시작했다. 그렇게 시간이 흘러 다이어트 삼 년 차가 되자, 체중은 어느덧 68kg 감량에 성공해 62kg이 되어 있었다.

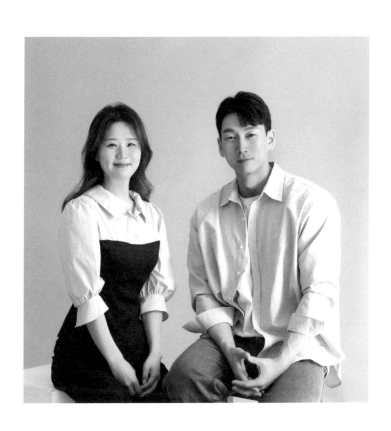

진짜 '나'를 찾는 시간

새로운 기회가 열리다

다이어트 식판 콜라보, 그리고 기부

어느 날 K 언니의 인스타그램에서 웃는 아이콘 그림이 그려진 식판 사진 한 장을 보게 되었다. 내 유튜브 채널명도 스페인어로 '미소'를 뜻하지 않았던가. 개인적으로 미소에 담긴 긍정의 에너지를 좋아해 그 식판이 너무나 마음에 들었다. 그래서 그날 바로 언니에게 구매처를 여쭤보았다.

언니는 스마일 식판 판매처를 공유해 주었지만 이미 입소

문을 타고 있던 제품이라서 품절되어 더는 구매할 수 없는 제품이었다. 너무나 아쉬웠지만 어찌할 수 없는 문제라 생각하고 다음 판매일을 기약했다. 그리고 주말에 헬스장에 갔는데 K 언니가 마침 여유분을 갖고 있었다며 환히 웃으며 스마일 식판을 선물해 주었다. 식판을 구할 수 있을 거란 기대가 전혀 없었어서 깜짝 선물에 너무나 놀라웠고, 감사했다.

그날부터 그 식판에 식단을 담아 먹기 시작했다. 이왕 먹을 밥이라면 식판의 웃고 있는 그림처럼 긍정적으로 먹자는 마음이 생겼다. 그렇게 우연한 식판 선물을 계기로 그식판을 만든 L 회사와 좋은 인연을 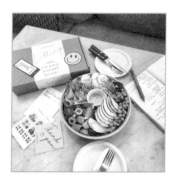 맺게 되었다. 내가 직접 그릇 디자인에 참여하는 콜라보레이션 행사를 함께하게 되었다.

나는 삼 년 동안 유튜브와 인스타그램에 기록을 남기는 동안 단 한 번도 상업적인 목적의 공구나 협찬을 진행한 적이 없었다. 이는 내가 다이어트 관련해서 전문적인 지식이나 자격을 갖춘 사람이 아니기 때문이다. 열심히 운동과 식단을 해서 살을 많이 뺀 사람 중 한 명이었고, 그에 대해 개인적인 경험이 있을 뿐이었다. 그저 뜻이 맞고 성향이 같은 사람들의 건강을 위해 함께 운동하며 그들의 동기 부여를 도와주는 사람이라 생각했다.

그런데 나를 진심으로 응원해 주는 사람들에게 어떻게 직접 검증해 보지 못한 다이어트 보조제를 공동 구매하고, 먹지도 않은 음식을 맛있게 먹었다고 소개할 수 있을까? 그것은 내가 추구하는 방향성과 전혀 맞지 않았고, 지난 삼 년 동안 힘들게 모은 진정성을 퇴색시키는 일이었다. 같은 맥락에서 광고성 메시지뿐만 아니라 다이어트 관련 개인적인 상담을 요청하는 메시지도 받지 않고 있다.

L사와의 콜라보레이션은 달랐다. 내가 직접 그 제품을 사용해서 제품에 대해 솔직한 얘기를 할 수 있었다. 그동안 인스타그램으로 스마일 식판에 식단을 담아 먹는 모습을 지켜본 구독자 분들이 내 진심을 알아주셔서 가능한 일이었다. 내가 식판을 사용하는 모습을 긍정적으로 보고 구매 의사를 밝히는 분들도 있었다. 이왕이면 구독자분들의 지출을 의미 있게 남기고

싶어 L사와 의기투합하여 콜라보레이션 행사를 진행하게 되었다. 스스로 정한 원칙을 지키기 위해 개인적으로 광고비, 인센티브, 수익금을 받지 않는 대신 판매 수익의 일부를 기부하기로 결정했다. 기부처는 지역의 미혼모를 위한 '엔젤하우스'로 결정했고, 감사하게도 구독자들의 성원에 힘입어 이 행사를 성공적으로 마무리할 수 있었다.

이 경험은 항상 진지하게 살아야 하는 이유를 크게 깨닫는 계기가 되었다. 그리고 내 노력이 아주 미약하게나마 누군가에게는 도움이 될 수 있다는 것을 느끼게 되었다.

건강한 식문화에 대한 관심, 천연 효모 빵을 접하다

나는 치킨과 빵을 정말 좋아했다. 이번 다이어트를 통해 가장 놀랐던 점은 불가능하리라는 생각과 달리 내가 치킨과 빵을 조절할 수 있었다는 점이었다. 물론 나도 사람인지라 이를 철저하게 끊어 내기만 할 수는 없었다. 그렇지만 그 음식이 먹고 싶은 것과는 별개로 자연식을 오랫동안 유지하고픈 마음이 컸다. 빵은 내게 '언제든 과거로 돌아가게 할 수 있는 요요의 스위치' 같이 무서운 존재였다. 한 입이라도 먹게 되면 빵을 향한 욕심이 주체할 수 없이 커지리라는 생각이 들어 애써 외면해 왔다. 동시에 체중을 감량하는 데 집중해야 하는 기간을 제외하고는 평생 빵을 먹지 않고 살 자신은 없었다. 의지력과는 별개로 유일하게 믿지 않는 부분이 바로 나의 식욕이었기에 빵을 떠올릴 때마다 딜레마에 빠진 듯한 느낌이 들었다.

이때 K 언니의 소개로 그릇에 이어 건강한 빵의 존재를 알게 된다. 그것은 바로 천연 효모로 만든 통밀빵이었다. K 언니와 함께 천연 유기농 빵집 P사를 방문할 일이 있었는데, 그때 자연 재료로 만든 빵 맛을 느끼게 되었다.

천연 효모와 유기농 재료로 만든 빵은 시중 빵과 다르게 속이 편안하고, 맛이 더 풍부했다. 매장에는 모든 제작 과정을

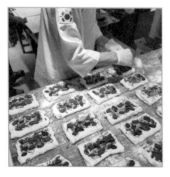

볼 수 있도록 주방이 공개되어 있었다. 주방에서 어떤 재료를 사용하는지, 어떤 방식으로 빵을 굽는지 전부 볼 수 있었다. 시간과 정성을 들여 제작하는 과정을 두 눈으로 보게 되자 빵에 대한 인식이 달라졌다.

단순히 건강하지 않은, 맛있기만 한 음식이 아니었다. 철학과 진정성을 담으면 빵도 건강하게 먹을 수 있는 한 끼 식사가 될 수 있다는 생각이 들었다.

그 후로 가끔 빵이나 피자가 생각날 때는 그 마음을 억지로 참지 않고 P 빵집의 토마토 바질 치아바타 빵을 먹었다. 토마토를 말리고 숙성해서 내는 단맛과 천연 허브 바질로 내는 감칠맛은 담백한 피자 맛 그 자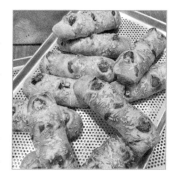 체였다. 천연 숙성을 통해 만든 빵은 맛있게 먹은 뒤에도 속이 더부룩하지 않고 편안했다.

이 경험은 음식을 더 넓게 바라보고 특정 음식에 대한 막연한 두려움을 없애 주었다. 이왕 맛있게 먹는 식사라면 천연 재료가 곁들여진 메뉴를 먹고자 했다. 이는 내가 추구하는 치팅데이와도 결이 맞았기에 스트레스 받지 않고 빵을 먹을 수 있게 되었다. 그리고 영양학적으로 건강한 음식과 식단을 더 공부해 전문적인 자격을 갖추고 싶다는 목표가 생겼다.

늦깎이 대학생이 되다

인스타그램에 매일 식단을 기록하고 사람들과 소통하며 느낀 점이 있었다. 내가 공부해서 전문성을 갖추게 된다면 구독자들에게 비전문가로서가 아닌, 전문가로서 더 유용한 정보를 공유하며 함께 나아갈 수 있을 것 같았다. 그리고 P 빵집의 가공되지 않은 빵처럼, 자연에서 얻는 재료를 있는 그대로 사용한다면 얼마든지 맛있고 건강한 식단을 꾸릴 수 있다는 생각이 들었다. 입맛과 소화 능력 등의 문제로 채소를 맛있게, 즐겨 먹기 어려운 사람들을 위해 이를 조금 더 심도 있게 공부해 보고 싶었다.

이에 맞는 배움과 자격을 갖추기 위해 영양사 면허증에 도전하게 되었고, 이 결심은 나를 방송통신대 입학을 결심하게

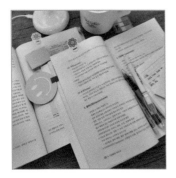

해주었다. 원래는 영양사 면허증 시험을 응시할 수 있는 자격을 갖추기 위해 식품영양학과 3학년으로 편입할 생각이었다. 하지만 이는 관련학과 전공자여야만 가능했다. 나는 시각디자인 전공자였기 때문에 바

로 식품영양학과로 편입할 수가 없어서 2022년 2학년 2학기에 방통대 생활과학부로 편입했다.

그저 '살을 빼고자' 시작했던 다이어트는 어느덧 건강한 식단을 평생 유지하는 계기가 되었다. 운동은 취미이자 삶의 원동력이 되는 발판이 되었고 식단은 앞으로 나아가고자 하는 삶의 방향성이 되어주었다. 맹목적인 체지방 감량을 위해 무조건 적게 먹어야 하는, 내 몸에서 영영분을 쥐어 짜내는 다이어트에서 해방됐다. 건강하면서도 내 입맛에 맞는 음식으로 나를 채워주며 스스로의 건강을 돌아볼 수 있었다. 이 방식이 일상생활 속에 스며들도록 적응시켜 나아가 보고 있다.

또 다른 나를 마주하다, 요양보호사 도전하기

앞서 이야기했지만 내가 다이어트를 결심하고, 꾸준히 지속할 수 있었던 가장 큰 계기는 부모님이었다. 부모님에게 의존하던 마음을 독립하기 위해 나는 건강과 자존감을 회복하겠다는 목표로 62kg을 감량했다. 그동안 부모님은 스스로 건강을 돌보지 않았던 못난 자식을 끝까지 사랑으로 품어주셨다. 그런 부모님의 든든한 울타리가 되어야겠다는 경각심이 다이어트를 포기할 수 없는 계기가 되었다.

감량하는 동안에도 엄마가 진찰을 받기 위해 정기적으로 병원에 갈 때마다 동행했다. 시선에 대한 부담으로 날 세우며 거닐던 거리를 체중을 감량한 후에는 마음 편히 걸을 수 있었다. 마음의 여유가 생기자 엄마의 몸을 더 이해하고 싶다는 생각이 들었다. 그러기 위해 어떤 게 필요할지 고민하던 찰나, 마침 간호학원에서 요양보호사를 모집한다는 공고문을 보았다. 이를 계기로 낮에는 운동하고, 밤에는 간호학원에서 요양보호사 자격증 관련 수업을 들었다.

간호학원의 수업을 듣는 날, 함께 수업을 듣는 분들이 생각보다 연령대가 높다는 점에 놀라고 이분들의 배움을 향한 열정에 더더욱 놀랐다. 늦은 밤까지 일을 끝마치고 오신 분, 일터에 나간 자식 부부 대신 하루 종일 손주를 돌보고 오신 분, 아픈 배우자를 돌보기 위해 공부하신다는 분까지…. 각자 저마다의 사연을 가지고 함께 수업을 듣게 되었는데 가장 기억에 남는 분은 80대 후반의 할머니였다.

그분은 배우자를 하루 종일 간병하면서도 언제나 수업 시간 한 시간 전에 먼저 오셔서 예습과 복습을 철저히 하셨다. 그리고 항상 밝은 미소를 띠며 수강생들에게 인사를 건네셨다. 이 분을 통해서 언제나 긍정적인 자세로 삶을 대해야 한다는 깨달음을 얻었다. 상황이 여의치 않더라도, 내가 하고자 하는 목표가 있다면 그 앞에서는 주저 없이 행동하며 그 어떤 어려움도 극복할 수 있다.

학원 강사님의 말 한마디도 큰 울림을 주었다. "부모님이 의지를 갖고 건강하게 활동하고 계신다는 것에 감사해야 한다." 그 얘기를 들으니 엄마가 생각났다. 엄마가 병상에 누웠을 때, 본인의 의지대로 몸이 움직여지지 않아 사소한 행동도 타인의 도움이 필요하다는 것을 특히나 속상해했다.

나 역시도 마찬가지였다. 몸이 너무 무거워 내 마음대로 움직이지 않는다는 생각이 들 때 두려움과 공포감에 휩싸인 적도 있었다. 그래서 체중을 감량한 지금, 가벼워진 몸의 감각이 기뻤다. 이 즐거운 느낌을 놓치고 싶지 않기에 운동과 식단을 꾸준히 이어갈 수 있었다.

그동안 극과 극을 달려온 내 몸의 무게 변화를 온 몸으로 겪으며 진지하게 나아왔다. 과거에는 전날 먹은 기름진 음식 때문에 부대끼고 다음날 온몸이 퉁퉁 부었다. 하지만 번거로워도 건강을 위한 원칙을 지키자 속이 편안해졌고 붓기가 사라졌다. 마음 먹으면 언제 어디로든 건강한 두 발로 뚜벅뚜벅 걸어갈 수 있을 만큼 몸이 가벼워졌다. 이 만족감이 곧 행복으로 연결되었기 때문에 운동과 식단을 부단히 챙기게 되었다.

그렇게 나와 가족들의 건강을 위한 시간을 보내며 간호학원을 다녔다. 시간이 흘러 요양보호사 시험에 응시하고 합격 소식을 전해 들었을 때 성취감을 맛보았다. 이 경험은 일상을 더 단단한 마음으로 살아갈 힘이 되었다.

이는 내가 혼자 만든 것이 아니었다. 감사하게도 사랑하는 가족들의 배려와 희생, 건강한 마인드를 가진 인연들에게서 비롯된 것 같다. 몸의 이상 증상을 빠르게 깨닫고 건강에 문제 되는 선택을 피하기 위해서는 체력과 정신력 모두 더 성장하고 발전해 나가야 한다. 간호학원에서 공부한 지식과 더불어, 함께 수업을 들은 수강생들로부터 또다른 깨달음을 얻었다.

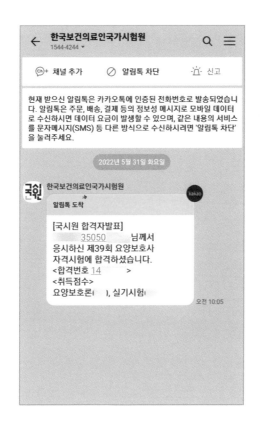

긍정의 힘을 깨닫는 시간

감량 후 엄마와 함께한 첫 제주도 여행

2021년의 봄, 엄마와 함께 잠깐이나마 벚꽃 여행을 다녀온 지가 엊그제 같은데 시간이 흘러 어느덧 2022년이 되었다. 이때 엄마와 함께 제주도 여행을 떠났다. 커다란 체격이 신경쓰인 탓에 좌석 버스, 기차, 비행기 등 교통수단을 마음 편히 이용해 본 적이 없었다. 특히나 운전을 시작하게 되면서 더 대중교통을 이용하지 않게 되었다.

하지만 40kg를 감량해 패러글라이딩을 하고 경비행기를 타며 추억을 쌓는 동안 자신감이 쌓였다. 이어서 다음 목표로 비행기를 타고 엄마와 함께 제주도 여행을 가고 싶다는 바람이 생겼다. 이후 바람대로 엄마와 나는 더 건강해져서 홀가분한 몸과 마음으로 제주도행 비행기에 몸을 실었다. 대중교통 좌석에 대한 부담 없이 평범한 사람처럼, 보통의 일상을 편히 누릴 수 있다는 것만으로도 너무 감사한 순간이었다.

누군가는 그게 얼마나 대단한 일이라고, 유난이라고 생각할 수 있다. 나에게는 이 사소한 순간마저도 처음이었던지라 그저 행복하기만 했다. 엄마가 항상 딸과 함께 제주도 여행을 떠나기를 꿈꿨다는 사실을 알고 있었다. 그동안 엄마의 사소한 꿈을 이뤄주지 못했다는 미안함과, 이제라도 그 꿈을 이뤄줄 수 있어 다행이라는 마음이 교차했다.

이륙한 비행기에서 본 맑은 하늘과 그 아래에 펼쳐진 제주의 푸른 바다는 너무나 청명했고, 아름다웠다. 멀리서 제주도의 풍경을 보기만 해도 그동안의 노력을 보상받는 기분이었다. 오랜 시간 동안 겪었을 마음고생만큼이나 거칠어진 엄마의 손을 꼭 잡고 제주도 해수욕장을 거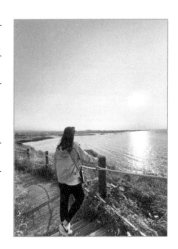늘었다. 그동안 매체를 통해서만 보던 제주 함덕 해수욕장의 푸른 바다는 실제로 보니 더 청아하고 맑았다.

지금의 이 순간처럼 오늘도, 내일도 내가 있어야 할 자리에서 꾸준히 노력하는 삶을 살겠다고 다짐하고 또 다짐했다.

어차피 시간은 끊임없이 흘러가고 있다. 나의 의지를 놓기보다는 내가 나 자신을 끌고 나아가고자 노력하는 삶을 꾸준히 유지해 보자 다시금 되새기는 계기가 되었다.

그렇게 인생의 첫 비행기와 첫 제주도는 행복하고 소중한 추억으로 남았다. 이 기억은 2023년까지도 체중을 감량하기 위한 노력의 발판이 되어주었다. 이후에도 다른 가족들과 제주도를 몇 번 더 방문하였는데 그때마다 좋은 추억, 예쁜 사진을 남겨올 수 있어서 참으로 감사하다고 생각한다.

감량 후 절친한 친구와의 첫 해외여행, 홍콩을 가다

엄마와 제주도 여행을 다녀온 지 약 일년이 흐른 뒤 코로나 시대도 막이 내려간다는 소식이 여기저기 울려 퍼졌다. 다

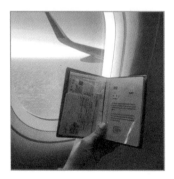

이어트 삼 년 차가 되는 2023년 2월, 드디어 염원에 그리던 해외여행을 떠나게 된다. 절친한 친구와 처음으로 해외 여행을 떠난 곳은 바로 홍콩이었다. 여행사와 가이드의 도움 없이 둘이 힘을 모아

여행의 모든 것을 결정했다. 홍콩 현지 대중교통을 이용하고, 숙소를 예약하고, 여행 일정을 짜는 등 어린 시절부터 꿈꿔왔던 대로 '우리가 주도하는 여행'으로 3박 4일을 꽉 채웠다.

실제로 본 홍콩은 매체에서 보던 것보다도 훨씬 웅장하고 모든 것들이 화려했다. 특히 가장 인상적이었던 기억은 홍콩 침사추이에서 백만 불짜리 야경으로 불리는 레이저쇼 심포니 오브 라이트를 구경했던 것이었다. 그 광경을 보고 나니 온전히 나를 위해 이 일정을 준비해 준 친구에게 진심으로 고마웠다. 이런 내 모습을 흐뭇하게 바라보고 함께 추억을 만들어 준 친구에게 말로는 전부 표현하지 못할 정도로 마음이 벅찼다.

또 한편으로는 먹먹하기도 하였는데, 내가 식욕에서 조금 더 빨리 벗어 났더라면 좋았을 것이라는 생각이 들었기 때문이다. 물론 2020년에도 주저하며 행동하지 않았더라면 지금까지도 130kg의 모습으로 누군가를 동경하며 그저 바라만 보고 있으리라 생각한다. 2020년부터 긴 터널 속을 묵묵히 걸었던 내가 있었다. 그 시기의 내가 있었기에 여전히 그 길을 걷고 있어도 이 길의 출구가 조금씩 보이고 있다고 생각한다.

홍콩에서 새로운 세상을 만나고, 경험하면서 또 다짐했다. 앞으로도 건강한 신체와 마음으로 꾸준히 노력해 언젠가는 반드시 목표하던 영양사가 되어 다시 홍콩의 이 자리에 서 있겠다고.

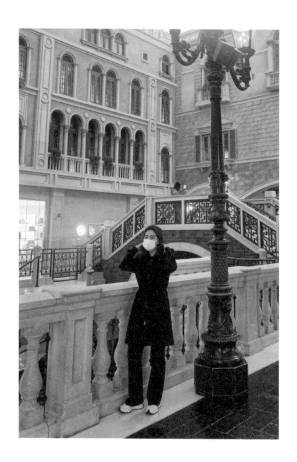

새로운 삶으로 향하며

많은 분들의 추천을 받아 새로운 운동인 필라테스에 도전하고 있다. 필라테스 센터에서 오일테라피를 경험하며 심신을 힐링할 수 있어 좋았다. 이처럼 필라테스는 웨이트 운동과 또 다른 매력이 있어 헬스와 함께 병행하면 즐기고 있다.

해가 바뀌고, 계절이 여러번 바뀌는 동안 다양한 방식을 도전하며 몸과 마음을 더 단련하기 위해 노력하는 중이다. 내가 온 세상의 주인공은 될 수 없지만 적어도 내 삶에서의 주인공은 나다. 언제나 나를 위한 삶을 살아가는 이 모든 시간들이 사랑스럽다고 생각한다. 때로는 현실의 벽에 부딪히며 지치고 벅찰 때도 있지만 이런 순간들도 운동을 통해 스트레스를 조절하며 나아가고 있다.

이제는 삶을 대하는 태도도 많이 변하게 되었다. 감량에 대한 간절함이 사라진 것이 아니라, 체중과 체형으로 행복의 기준을 나누는 관점에서 벗어나게 되었다. 마른 사람이든, 살찐 사람이든 체형은 중요하지 않다. 건강한 마인드를 가진 사람은 언제 어디서나 빛이 나며 매력적이다.

언제가 될지 모르겠지만 현재 목표 체중인 59kg가 되는 날에, 나를 믿고 응원해 주시고 지지해 준 모든 이들에게 진심으로 감사했다는 말씀도 꼭 전하고 싶다. 내가 나 자신을 놓지 않고, 버틸 수 있도록 모든 과정을 묵묵히 지켜봐 주신 것에 대한 진심어린 감사이기도 하다. 앞으로도 운동과 식단이 내 인생에 자연스럽게 스며드는 진정한 인생의 동반자가 되길바라며 나는 오늘도, 조금씩 더 가벼워 지고 있다.

어느 날, 다이어트에 지쳤을 때 이 책을 읽는 사람이 있다면 꼭 전하고 싶은 말이 있다. 외모 때문에, 세상의 기준에 맞추기 위해서 다이어트하고 힘들어하지 않았으면 좋겠다. 앞으로 건강하게 살기 위한 수단으로 다이어트를 이용하고, 자신을 사랑하는 시간을 만들어 가길 진심으로 바란다.

---

1) **마음이 흔들릴 때**

몸무게는 매일 재야 하나요? 몸무게를 매일 재면 가끔 조급해지는
것 같고, 재지 않으면 나태해질 것 같아요.

저는 몸무게를 2~3일에 한 번씩 공복 상태로 재고 있어요.
지금까지 경험해 보니 살도 계단식으로 빠지는 것 같아요.
꾸준히 운동하고 식습관을 잡아가면 어느 날 몸무게가 줄어들어
있어서 크게 신경쓰지 않고 있어요.

어떻게 단 하루도 무너지지 않고 식단을 꾸준히 지키실 수
있었나요?

삼 년가량 자연식으로 먹다 보니 식욕 스위치가 생긴 것 같아요.
특정 음식을 먹으면 혈당치가 확 끓어오르는 느낌이 들더라구요.
무언가 먹고 20분 후에 혈당이 급격히 오르는 느낌이 든 음식은
따로 메모해서 피하기 시작했어요. 영양성분표에 칼로리가 높은
음식만큼 탄수화물이나 당류가 많이 들어간 음식은 가급적 먹지
않았어요. 운동을 병행해서 식단을 유지할 수 있었던 것 같아요.
무엇보다도 그만큼 간절한 의지가 뒷받침되었기 때문인 것 같기도
해요.

리사님도 다이어트 중 힘들 때가 있으셨겠죠?

저도 여러 일이 있었지만 이런 과정을 얼마나 긍정적으로 극복할
수 있느냐가 멘탈 관리에 도움이 되는 것 같아요. 어떤 광고에서
봤는데 처음부터 멘탈이 강한 사람은 없고, 여러 경험을 거치면서
단단해진 것뿐이라고 해요. 다이어트든, 일상 속 고비든 결국에는
멘탈 싸움 같아요. 우리 단단히 붙잡고 같이 나아가요.
저도 끝까지 포기하지 않고 나아가겠습니다.

2) 살찌지 않는 습관 형성법

샐러드 채소는 여러 종류가 섞인 제품을 사서 드시나요? 아니면
직접 만드시나요?

마트에서 재료를 한 번에 구매해서 날마다 도시락에 담아 먹고
있어요. 남은 채소는 채썰어서 다듬고 종류별로 채소 통에 담아
보관해요. 처음에는 적응하기 쉽지 않았는데 삼 년째 하다보니
칼질만 늘었답니다.

유지 기간에도 예전 식단대로 유지할 계획이신가요? 아니면
트레이너 선생님이 다시 식단을 봐 주시나요?

목표한 만큼 체중을 감량하면 가볍게 치팅할 때를 제외하고 평소
식사량을 유지할 것 같아요. 천천히, 그리고 채소를 곁들여 먹으니
허기짐이 많이 없어져서 지금의 식사량에 익숙해졌어요.

저녁 9시 이후에 꼭 네 번째 끼니도 챙기는 이유가 있을까요?
다이어트하면서 밤에 배고파서 실패할 때가 많아서 저도 네 끼를
먹을까 고민이 돼요.

보통 여러 이유로 아침을 거르고 점심과 저녁 두 끼를 먹잖아요.
저는 그 두 끼 분량을 네 끼로 나눠서 먹는다고 보면 될 것 같아요.
기초대사량을 유지하고 단백질도 적정량 섭취하며 간식 대신에
한 끼를 더 먹는거죠. 중요한 건 개인마다 생활 패턴, 소화량이
다른 만큼 제 경우는 참고만 하셔서 각자에게 맞는 방식을
찾아가면 좋을 것 같아요.

힘든 하루를 운동으로 마무리하시는 리사님, 리사님에게 운동은
어떤 의미인가요?

좋아하는 음악을 들으며 유산소 운동하는 동안 머릿속으로 그날
하루를 정리하고, 다음날 해야 하는 일의 우선순위를 정리해요.
그리고 먹어서 해결될 일이었다면 이미 일어나지도 않았을 거라고
마인드 컨트롤하기도 합니다.

식단 사진은 구체적으로 어떻게 기록하나요?

'타임스냅'이라는 핸드폰 앱을 사용합니다. 원한다면 유료 폰트를
구매할 수 있지만 무료로도 충분히 사용할 수 있습니다. 음식
사진을 촬영한 뒤에 수기로 메모를 남기고 있어요. 덕분에 매일
일기를 쓰듯 식단을 기록하고 체크한답니다.

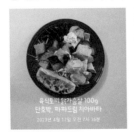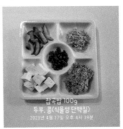

컨디션이 안 좋은 날에도 똑같이 운동하시나요?

저는 몸이 안 좋거나 월경 기간 등 컨디션이 좋지 않은 날에는
그날의 상태에 따라 운동 강도를 조절했던 것 같아요. 무리해서
무거운 중량의 웨이트 운동은 하지 않았어요. 가볍게 러닝머신을
타거나 공원 산책을 나가는 등 그날 먹은 음식을 소화시키는
정도의 운동을 했어요. 운동을 매일, 매 순간 해야 한다는
것보다는 몸 상태에 맞게 꾸준히 할 수 있는 정도를 찾아 나갔어요.

5

내 다이어트는 한 마디로
부채꼴 다이어트

무거움은 이제 안녕

한 가지 목표를 향해 집중력 키우기

2020년 10월 31일에 130kg으로 시작하여 2023년 4월, 나는 총 68kg을 감량하였고 다이어트는 현재도 진행 중이다. 내 다이어트를 한마디로 정의하자면 부채꼴 다이어트다. 하나의 목표에 초점을 맞춰 점점 생활 습관, 식습관을 고쳐나가는 방식이 부채꼴 모양과 닮았기 때문이다.

예를 들어 첫 번째 목표를 배달 음식 줄이기로 정했다고 가정해 보자. 그러면 예전처럼 한 번에 배달 음식을 금지하

지 않았다. 만약 매일 배달 음식을 먹는 게 습관이었다면 일주
일이라는 횟수를 주 5회로 줄이고, 주 5회가 익숙해졌다면 주
3회로, 주 3회가 익숙해졌다면 주 1회로 줄이는 방식으로 변화
를 몸에 적응시켰다. 이렇게 습관이 일상 생활 속에 점점 스며
들 수 있는 방식을 적용했다.

배달 음식 줄이기를 횟수가 아닌 다른 방식으로 실천할 수
도 있다. 예를 들어 가장 좋아하는 메뉴가 치킨이라면, 처음에
는 평소처럼 튀긴 치킨을 먹을 수 있다. 그다음에는 튀긴 치킨
대신에 구운 치킨으로 메뉴를 변경하고, 이후에는 채소와 닭
가슴살이 들어간 메뉴들로 대체할 수 있다.

이렇게 식습관을 바꿀 때는 메뉴를 손보는 것과 동시에 식
사 시간까지 고려하여 나만의 루틴을 만들었다. 아침에 눈을
뜬 순간을 기준으로 매 끼니를 몇 시에 먹을지 정했다. 예를 들
어서 아침 7시에 눈을 떴다면 아침은 오전 7시 30분에 먹고, 점
심은 오후 12시에 먹었다. 점심과 저녁 사이인 오후 4시에는 간
식이나 밥을 한 번 더 챙겨 먹고, 잠들기 최소 두세 시간 전에
식사를 마무리하려고 노력했다. 물론 이 방식은 개인의 소화량

에 따라 다르므로 자세한 방식은 전문가와 상담 후에 결정하는 것이 좋다.

식습관을 바꿀 때 한 끼 식사량도 중요한 부분이다. 하루에 세 끼로 나눠 먹을 분량을 네 끼로 나눠 먹으면서 한 끼 식사량을 줄이는 식습관을 들이기 시작했다. 식습관을 바꿀 때 하루 아침에 내 몸을 완벽히 바꿀 수 없다는 점을 잊지 말아야 한다. 내 몸이 적응하는 시간을 길게 두고 매일 꾸준히 반복하면서 요령을 습득해 나갔다. 한평생을 130kg로 살아온 이가 다이어트를 결심했다고 어느 날 갑자기 건강한 식습관을 가질 수 있었다면 애초에 살도 찌

☞ **다이어트 포인트**

오늘 외식 일정이 있으시다면 하루는 외식해도 괜찮아요. 그날 아침과 저녁을 가볍게 먹고, 다음날 운동을 열심히 하면 되니까요. 정해둔 시간에 적당량을 먹겠다는 원칙을 꾸준히 지켜 보아요.

2022.7.27. 오전 8시 42분

2022.7.27. 오후 1시 10분

2022.7.27. 오후 7시 1분

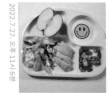

2022.7.27. 오후 11시 6분

지 않았을 것이다.

　식습관에 이어 운동을 비롯한 생활 습관도 마찬가지다. 걷기와 실내 사이클 운동으로 예를 들자면 평소에 천 보도 걷지 않던 사람이 한 번에 무리해서 만 보를 걷거나 1시간씩 자전거 페달을 밟아서는 안 된다. 각자 체력에 따라 걷기 운동은 4~5천 보로, 사이클 운동은 30분을 기준으로 시작해도 괜찮다. 단번에 모든 것을 완벽하게 해내는 것이 아니라 차근차근 목표로 향해 변화한다고 생각하는 것이 중요하다.

　생각해 보면 내가 130kg 이 되기까지도 오랜 시간이 걸렸다. 다이어트도 한순간에 이뤄지지 않는다는 사실을 냉정하게 받아들여야 한다. 시간이 지나면 해결해 주리라는 믿음 하에 의지를 단단하게 붙잡고 오래 지속해야 하지, 나를 채찍질하며 한계까지 몰아붙이지 말아야 한다. 하루에 하나씩 집중한다면 원하는 목표를 향해 변화하게 될 것이다.

생활 움직임을 늘리기

체중을 꾸준히 감량할 수 있었던 가장 큰 이유는 운동하는 시간뿐만 아니라 평소의 생활 속에서도 꾸준히 활동량을 늘려왔기 때문이다. 활동량을 늘리는 것은 아주 사소한 부분에서부터 시작할 수 있다. 밥을 먹고 바로 앉거나 눕지 않고 먹었던 자리를 정리하며 설거지한다든지, 쓰레기를 분리수거할 수 있을 것이다. 이외에도 빨래가 쌓이면 미루지 않고 바로 정리하거나 가볍게 장 볼 수 있는 것들은 배달 주문하지 않고 직접 마트에 가서 구매하는 것도 좋은 방법이다. 이처럼 일상 속에서 사소한 움직임을 미루지 않고 바로 하면서 조금씩 활동량을 늘리고 행동력을 키울 수 있다.

예전의 나는 무조건 온라인 쇼핑몰 앱과 배달 앱을 애용했다. 하지만 다이어트를 시작하고 나서는 생활 태도가 크게 변했다. 무언가가 생각나면 미루지 않고 무조건 그 즉시 움직였다. 그러다 보니 의도치 않게 수시로 정리 정돈하는 습관도 같이 형성됐다.

아무리 빨리, 많이 살을 빼고 싶어도 하루 24시간 중 헬스장에 있는 시간을 늘리는 데는 분명히 한계가 있었다. 유산소 시간을 포함해서 운동하는 시간은 아무리 길어도 두세 시간 정도였고, 약 일곱 시간 정도는 잠을 자야 했다. 나머지 시간은 온전히 식욕과 줄다리기를 해야 하는 시간이었다. 스스로 정한 규칙을 지키는 길은 쉽지 않았다. 배고픔과 허기짐을 이겨내는 시간이 아니라 내 의지로 몸을 다듬고 만들어가는 시간이라고 생각했다.

이렇게 몸을 움직이는 작은 습관들을 만들어 두었더니 나중에 주체하기 힘들 만큼 식욕이 올라왔을 때 큰 도움이 되었다. 이따금 특정 음식을 먹고 나면 혈당 스파이크 현상이 일어나기도 했다. 혈당 스파이크 현상은 공복 상태에서 특정 음식을 먹고 혈당이 급격히 올라 졸음, 피로감을 느끼는 증상이다. 그럴 땐 그동안 참아왔던 식욕의 댐이 터지는 듯했다. 이때 20분 정도 가볍게 산책을 하고나면 언제 그랬냐는 듯 식욕이 가라앉곤 했다. 이때 느낀 것은 식욕을 가라앉히기 위해 반드시 헬스장에 가서 런닝머신을 달리거나 무거운 무게로 근력 운동을 해야 하는 것이 아니라는 사실이었다. 건강한 생활 습관을 내 것으로 만든다면 일상 속에서 숨 쉬듯 자연스럽게 건강을 찾을 수 있었다.

　피곤하고 귀찮다는 이유로 무심코 손 놓았던 모든 행동들이 모여 비만이라는 결과로 돌아왔다. 그리고 그 행동을 고치지 않고 반복해서 체중은 끝을 모르고 늘어만 갔다. 피곤하다는 핑계로 조금도 움직이지 않았으면서 배달 음식을 마중 나가는 날쎈 모습들은 어디서 나왔겠는가. 결국에는 편리함만을 좇으며 현실을 외면하고 자기 합리화하는 습관이 비만의 원인이었다.

　나를 위해 건강한 습관을 형성하는 일은 충격적인 계기나 초인적인 인내심이 필요하지 않다. 아무리 작고 사소하더라도 주변에서 내가 행할 수 있는 것들을 관찰하고 실천하는 일상을 만들어 나가는 하루들을 꾸준히 챙기면 된다. 그러다 보면 어제보다 오늘 더 조금 부지런한 사람이 되어있을 것이다. 그 부지런함이 나에게 활기를 조금씩 불어넣어 주며 어느새 건강함을 되찾을 수 있으리라 믿어 의심치 않는다.

건강한 삶을 살아간다는 것은 거창한 준비물이 필요치 않다. 준비물은 단 하나, 의지다. 그리고 의지력을 오래 지속할 수 있는 집중력이 뒷받침된다면 살을 뺄 준비는 이미 끝난 셈이다.

요요를 막는 일상 기록의 힘

다이어트를 하겠다고 결심한 순간부터 유튜브에 운동하는 영상을 정기적으로 올렸다. 일상을 바꿔 나가는 과정을 전부 공유하면서 구독자들과 소통했다. 유튜브 구독자들이 가장 많이 요청한 내용은 바로 식단 기록용 인스타그램 계정을 운영해 달라는 것이었다. 그동안 SNS 활동을 해보지 않아서 유튜브에 이어 인스타그램까지 운영하기가 망설여지기도 했다. 하지만 새로운 시도를 두려워하지 말자고 생각했기 때문에 인스타그램을 운영해 보기로 결심했다.

그렇게 인스타그램에 2021년 10월부터 매일 같이 식단과 그날의 운동량을 기록했다. 정확한 시간을 체크하기 위해 사진을 찍으면 자동으로 날짜와 시간이 기록되는 '타임스냅'이라는 앱을 이용해 그날의 식단과 운동 인증 사진을 남기기 시작했다. 이렇게 사진으로 하루의 일상을 기록하는 습관은 지금까지 요요현상 없이 건강한 습관을 유지해 준 중요한 계기가 되었다. 조금이라도 느슨해질 뻔한 순간에 사진을 찍으면 내가 어떤 상태인지 자각할 수 있었다. 누구의 강요 없이 나를 마주함으로써 더 나은 나를 만들고 있었다. 이것이 지금까지 유지할 수 있는 중요한 터닝 포인트가 되어 가고 있었다.

SNS는 다이어트를 성공하기 위해 시작한 수단이었지만 그로 인해 내 세계가 넓어졌다. SNS는 나와 성격이나 뜻이 맞는 사람들을 연결해 주는 매개체가 되었다. 그들과 소통하며 내 방식이 틀리지 않았음을 깨달으며 많은 힘을 얻었다. 그리고 다이어트와 운동에 대한 인식이 바뀌었다. 나를 다그치고 엄격히 제한하는 방식을 탈피하고 즐겁게 감량할 수 있는 방식을 정립했다. 때로는 나 자신을 믿지 못할 때도, 나를 믿어 주는 이들이 있다는 안정감이 나에게 큰 용기와 힘을 주었다. 이렇게 노력했던 흔적들을 SNS에 남겨 보이지 않는 노력들이 절대 헛된 게 아니라는 사실을 다시 한번 깨달았다.

그 원동력이야 말로 내가 나의 자존감을 높이고, 내 주변을 사랑하며 살아가야 하는 커다란 이유가 되어가고 있었다. 오늘 하루 편하게 살고자 내일의 나를 포기하지 않는 의지를 만들어 가는 순간들은 몸이 피곤하고 고단할 때도 분명 있었지만 대신에 삶의 의욕과 충만함은 가득 채워졌다. 그렇게 일상에 찬찬히 스며드는 감량길을 위해 나는 오늘도 내 평범한 일상 속에서 운동과 식단을 곁들이고 있다.

몸을 회복시키는 식사법

단 음료 대신에 허브티를

평생 운동과 거리가 먼 삶을 살았지만 그나마 다행이라면 나는 술과 커피를 전혀 즐기지 않았다. 술을 즐기지 않았기 때문에 다이어트를 시작한 후에도 저녁 약속, 안주의 유혹이라는 변수를 줄일 수 있었다. 한 가지 간과했던 문제는 단 음료를 굉장히 좋아하고 자주 마셨던 것이다.

체격이 많이 나갔던 과거에는 아침밥을 먹지 않았다. 대신에 유독 허기진 아침에는 시리얼을 타 먹었고, 당분이 가득한

오렌지 주스에 빵을 곁들여 먹기도 했다. 특히나 과일 주스, 우유가 들어간 달콤한 음료 등을 좋아해서 점심을 먹고 나면 항상 크림을 잔뜩 올린 라떼 종류를 즐겨 마셨다. 정제 탄수화물이 들어간 음식을 끊기도 힘들었지만 당분 가득한 음료를 끊어내기도 정말 힘들었다. 하지만 앞서 말한 것처럼 건강을 해치는 음식 앞에서는 단호해져야 한다는 일념으로 절대 입에 대지 않도록 굉장히 노력했다.

그래서 감량 초반에는 카페에 가면 라떼 종류 대신에 아메리카노를 즐겨 마시기 시작했는데 커피의 카페인도 맞지 않았다. 커피를 마시는 날에는 유독 잠이 오지 않았고, 날밤을 새우기 일쑤였다. 이때 아무리 칼로리가 낮고 다이어트에 도움이 된다 한들 내 몸에 맞지 않는 음식들도 있다는 사실을 깨달았다. 더불어 다이어트 하는 사람이 백 명이라면, 다이어트 방식도 백 개가 되어야 한다는 것을 느꼈다. 그래서 SNS 팔로워들과 소통할 때 '무조건 내 다이어트 방식이 당신에게도 맞는 방식'이라는 주장을 하지 않으려고 노력했다.

나의 성격과 몸에는 지금처럼 차근차근 나아가는 운동과

식단 방식이 맞았지만 다른 이에게는 확실한 목표를 두고 단기간에 몸을 만드는 방식이 맞을 수 있다. 세상에는 각양각색의 사람들이 있는 만큼 각자에게 맞는 감량 방식이 따로 있기 때문이다. 내게 맞는 방식을 찾기 위해선 어쩔 수 없이 시간이 걸리기 마련이다. 이 여정에 익숙해져야 건강한 일상을 내 삶의 일부로 만들 수 있다.

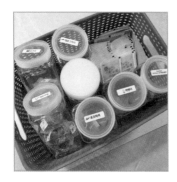
여러 시행착오 끝에 내가 단 음료를 끊을 수 있었던 방법은 허브티를 가까이 하는 것이었다. 캐모마일, 레몬그라스, 라벤더, 로즈힙 등 각종 천연 유기농 허브티를 구매해서 마시기 시작했다. 허브티는 수분 섭취에도 도움이 되었지만 이는 마음의 안정을 주기도 하고 수면의 질을 높여주는 계기가 되었다. 특히 따뜻한 허브티를 마시고 나면 몸의 피로가 빨리 풀려 편안하게 쉴 수 있었다.

일반적으로 다이어트를 할 때면 단 음료 대용으로 아메리카노 같이 당분이 없는 커피를 많이 추천한다. 카페인 성분을 섭취하면 신진대사가 활발해져 실제로 살을 뺄 때 도움이 되는 것이 사실이다. 그렇지만 나처럼 카페인이 몸에 잘 맞지 않는 사람에게는 다른 방식이 필요하다. 아마 다이어트를 내게 맞추지 않고, 나를 다이어트 방식에 맞췄더라면 결과가 달랐을지도 모른다. 그렇지만 빨리 살을 빼기 위해 나를 맞지 않는 방식에 끼워 맞추기보다 조금 오래 걸리더라도 내게 맞는 방식을 찾는 것이 옳다고 생각했다. 그렇게 나에 대한 정보가 하나둘 쌓이는 동안 나는 평생 몰랐던 부분을 알게 되었다. 내가 무엇을 좋아하고 싫어하는지, 근본적으로 나는 어떤 사람인지를 알 수 있는 시간이었다.

시작은 늦었지만 지금까지도 내 내면을 바라보고 채우는 시간을 갖고 있다. 다이어트를 결심한 사람도, 행동하는 사람도 나라는 사실을 잊지 않는다면 그 무엇에도 휘둘리지 않을 수 있다. 이를 잘 알고 있기에 내 의지대로 한 발 한 발 나아갈 수 있는 시간이 소중했고 심신이 덜 고통스러웠다.

성분표에 익숙해지는 삶

과거의 나는 눈앞에 보이는 달콤한 음식의 유혹 앞에서 항상 이성적이지 못했다. 식단을 처음 시작할 때 '되도록 피해야 하는 음식'과 '많이 먹어도 괜찮은 음식'의 경계가 모호했다. 다이어트를 하며 음식을 바라보는 관점이 바뀌기 시작했다. 음식에 대한 모든 정보가 함축된 곳, 바로 포장지에 적혀 있는 성분표를 보는 습관이 생겼다.

성분표를 볼 때는 탄수화물, 당류, 칼로리 순으로 체크한다. 구매하고자 하는 제품에 탄수화물과 당이 많이 들어가 있다면 되도록 사지 않는다. 칼로리가 높은 음식이라도 두 번, 세 번 생각나는 메뉴라면 적당량을 나눠 먹곤 했다.

물론 부득이하게 외식을 하게 되는 경우도 있었다. 프랜차이즈 브랜드가 아닌 대부분의 식당에는 판매하는 음식의 성분표가 거의 없었다. 그럴 때를 대비해 외식 약속이 있는 날에는 이전이나 이후의 식사량은 평소보다 더 적게 먹곤 했다. 그리고 식당 메뉴 중에서도 되도록이면 자극이 덜하거나 부담이 적은 메뉴로 골라 먹었다. 평소에는 집에서 미니 저울로 100g씩 탄수화물과 단백질 섭취량을 조절했다. 식사량 조절에 익숙해지고 나서는 눈대중으로 적정량을 맞춰 한 접시에 담아 먹었다.

여러 변수와 상황 탓에 처음 결심한대로 규칙을 지키기 어려울 수 있다. 하지만 환경과 장소를 탓하기만 하면 아무것도 변하지 않는다. 모든 것은 내가 어떻게 대처하는지에 달렸기에 변수에 일일히 스트레스 받지 말고 무던할 필요도 있다. 목표가 확고하고 그 목표를 이루기 위한 신념이 있다면 변화 속에서도 의지가 꺾이지 않을 수 있다. 나 자신에 대한 믿음을 더 갖고, 환경 변화에 굴하지 않고 나아갈 수 있다.

무엇을 먹든 70%까지만 먹기

살을 빼다 보면 경조사, 회식, 가족들과의 식사, 지인 모임 등 식단이 무너지기 쉬운 일상을 마주해야 한다. 그런 상황이 오더라도 스트레스 받거나 조바심 낼 필요는 없다. 그 상황을 피하지 않고 즐기며 나아가야 한다. 만약에 그 약속이 점심 약속이라면 그날 아침을 평소보다 가볍게 먹고, 점심 약속 때 야채, 단백질, 탄수화물 순으로 적당히 먹고 저녁에 반드시 운동을 실천한다. 그 약속이 주말 저녁의 약속이라면 아침과 점심을 조금 더 가볍게 먹고 오후에 미리 운동을 하고 저녁 약속을 나간다.

나는 이런 식으로 식사 약속 앞 뒤의 식단을 조절하고, 먹은 만큼 운동으로 소화시켰다. 무엇보다 중요한 것은 어떤 메뉴를 먹든지 뱃속에 70%만큼만 먹는 것이다. 앞서 말했듯 적당량만 먹는다면 세상에 나쁜 음식은 없다. 그저 욕심내지 않고 속이 불편하지 않을 만큼만 먹으면 어떤 음식을 먹어도 몸이 가벼운 상태를 유지할 수 있다. 그렇기에 외식 자체를 금지하기 보다는 외식할 때도 식사량을 조절하는 식습관이 생기도록 반복해야 한다.

진정한 다이어트는 음식 앞에서 내가 내 자신을 컨트롤했을 때 가장 빛이 난다는 것을 잊지 않고 나아가 보자.

흔들리는 마음 다잡기

감량에 따른 살 처짐 관련해서

유튜브 영상과 인스타그램의 댓글에서 많은 사람들이 내게 했던 질문은 '감량에 따른 살 처짐'과 관련된 질문이었다. 여전히 다이어트를 하고 있는 유지어터로서 현실적으로 말하자면 성인 한 명분의 체지방을 빼낸 만큼 살 처짐이 완전히 없을 수는 없다.

나는 운동을 할 때마다 항상 다짐한다. '식욕을 이겨내기보다는, 중력을 이겨내야 한다'라고 말이다. 그만큼 살을 빼는 것이 쉽지 않기에 진지한 마음을 가져야 한다. 처음 살을 빼기 시작할 때는 꿈이 가득했고 희망찬 미래를 그렸다. 세 자릿수인 몸무게를 두 자릿수로 감량하면 행복할 것이라고 생각했다. 모든 고민들이 싹 사그라들고, 인생이 180도 바뀌어 있을 줄 알았다. 하지만 현실은 달랐다. 그때도 여전히 130kg일 때 입고 있던 큰 사이즈의 상의와 무릎이 늘어난 비닐 바지를 입고 운동했다. 그리고 거기서 더 살을 빼 80kg이 되었을 때도 기성복 중에는 맞는 옷이 없었다. 이렇듯 현실은 내가 생각했던 바와 달랐지만, 나는 여전히 감량과 유지를 진행하고 있다.

살 처짐도 마찬가지다. 역시 현실적으로 접근해야 하는 문제다. 아무리 희망을 가지고 피부에 좋다는 것들을 바르고 몸에 좋은 것들을 먹는다 한들 완벽하게 살이 처지지 않길 바라는 것은 욕심이다. 살이 그만큼 찐 것도 그동안의 내 선택이 만든 결과다. 그렇기 때문에 머릿속의 걱정과 입으로 들어가는 행복을 일치 시켜야 했지만 나는 입으로 들어가는 행복을 우선순위로 두었기 때문에 당연한 결과라 생각한다. 다만 요령 피우지 않고 운동과 식단을 겸하면서 감량하였기 때문에 생각보다는 그나마 살 처짐이 덜해 그저 감사한 마음 뿐이다. 살 처짐이 걱정되었다면 애초에 살도 찌우지 않았어야 했다.

사실 내게 살 처짐은 그리 중요하지 않았다. 살 처짐은 살을 빼고 난 후 발생하는 문제였기에 이미 내 건강을 위협하고 있는 문제인 살을 빼고 나서 걱정해도 늦지 않은 문제였다. 또한 살 처짐은 찌고 빠지고를 반복하면 오히려 더 악화된다. 그래서 살 처짐이 두렵다면 그만큼 요요현상이 생기지 않도록 더 정석대로 다이어트를 해야 한다. 운동과 식단을 병행하는 게 살 처짐을 방지하는 최선의 방법이다.

살이 처지든 처지지 않든 나는 나다. 내가 나 자신을 위해 노력한다면 누구도 그 시간을 헛된 시간이라 말할 수 없다. 나는 나 자신을 사랑하며 한발씩 나아가고 있기에 살이 처졌다는 이유로 자신을 채찍질하거나 자책하지 않으려고 한다. 오히려 그것은 문제가 아니라, 스스로를 위해 살아가고 있다는 증거다. 그만큼 나를 애틋하게 생각하며 보듬고, 안고 가야하는 훈장과도 같다.

나에게 정체기란,

지극히 개인적인 견해이지만 나는 이 '정체기'란 단어를 좋아하지 않는다. 국어사전을 찾아보면 정체기(停滯期)는 "사물이 발전하거나 나아가지 못하고 한군데 머물러 그쳐 있는 시기"라는 뜻이 있다. 하지만 우리 몸은 사물과 다르다. 상황에 따라, 주어진 조건에 따라 언제든지 변화할 수밖에 없다.

체중계에 올라섰을 때 몸무게를 보고 실망한다면, 그건 아마 '어제 적게 먹고 운동을 많이 했으니 몸무게가 줄어들겠지'라는 기대감 때문일 것이다. 인정하고 싶지 않지만 체중은 단시간에 바뀌지 않는다. 오히려 크게 노력하지 않았는데도 체중이 감량되었다면 살이 빠졌다고 기뻐할 게 아니라 몸에 이상이 있는 것은 아닌지 걱정해야 한다.

우리의 몸은 절대 단순하지 않다. 식사량과 운동량에 더해 내가 체중계를 오르기 전날의 컨디션도 중요하다. 전날 쌓인 스트레스, 그 스트레스를 안고 잠들었을 때의 호르몬 변화, 그 호르몬 변화로 인한 컨디션과 기분에 따라서도 체중은 얼마든지 변화한다. 특히나 체중은 계단식으로 빠지기 때문에 당장의 변화를 기대할수록 그르칠 수 있다. 일희일비하지 않으려는 마음을 먹으면 더 침착하게 다이어트할 수 있다.

내 나름대로 꾸준히 노력했는데도 불구하고 계속해서 체중에 변화가 없다면 방법을 다시 검토해야 한다. 내가 무엇을 먹고 있는지 떠올려 보자. 그동안 음식을 먹을 때 그 음식의 칼로리만 보았다면, 칼로리 말고도 탄수화물과 당 수치를 더 꼼꼼히 확인해야 한다. 여기에 더해 공복인 상태를 최소 12시간 이상 가져야 한다. 며칠 살이 빠지지않는다고 굶거나 운동량을 무리해서 늘리지 말고 기존의 패턴을 유지하는 게 좋다. 나는 이것이 몸에 적용되도록 적어도 최소 삼주 정도는 지속될 수 있게 노력했다.

이런 노력을 최소한 두 달 이상 해도 성과가 없다면 그때는 병원을 찾아 전문가와 상의해야 한다. 그동안의 노력을 스스로 깎아내리며 나를 비난할 필요는 없다. 살이 빠지든, 빠지지 않든 살아 숨쉬는 매일을 살아가기 위해 노력하고 있다는 것만으로도 나를 다정하게 대해도 괜찮다.

가끔씩 사람들이 내 이상형을 묻곤 한다. 그때 나는 '다정하고 소통이 되는 사람을 만나고 싶다'고 얘기한다. 이 성격은 이상형에 국한되지 않는다. 나 또한 내 몸과 마음의 상태를 보살피고 소통할 수 있어야 한다. 끊임없이 나와 소통하려고 시도하다 보면 정체기는 자연스럽게 극복할 수 있을 것이다.

살아 숨쉬는 모든 순간에 나만 알고 있는 작은 노력이라 해도 그 노력이 쌓이면 나중에는 커다란 결과로 완성된다. 그것을 믿고 끝까지 버텨야지, 며칠 체중이 변하지 않았다고 '에잇, 먹고 죽은 귀신이 때깔도 좋다는데 먹고 싶은 거 다 먹어버려야지'라고 생각해선 될 일도 실패하게 된다. 오히려 정체기가 길어지고 그토록 두려워했던 살 처짐이 심해질 뿐이다. 순간의 유혹에 흔들리고 내 행동을 합리화하는 습관을 버려야 한다. 그 합리화로 인해 행복한 시간은 찰나일 뿐이다. 배달 음식이 도착해서 먹기까지 길어야 30~40분이다. 그 30~40분의 만찬이 끝나고 나면, 그날 눈을 감고 잠들 때까지, 혹은 다음날이 되고 나서도 십수 시간을 자책하고 비난하고 있을 것이다. 눈앞의 자극에 끌려가지 말고 중심을 단단히 잡아야 한다.

운동이 가기 싫은 날의 마음가짐

내 직업은 프로 운동선수도 아니고, 몸매를 관리해야 하는 직업은 더더욱 아니었다. 그렇기 때문에 미용 체중을 달성하겠다는 무리한 목표를 세우지 않았다. 본업이 있기에 매일 운동을 다짐하고 실천한다는 것은 분명 쉬운 일이 아니다. 특히나 노력한 만큼 체중이 즉각적으로 변하지 않아 초심이 조금씩 옅어지게 되기도 한다.

나 역시도 그런 고비들이 분명히 있었다. 그때마다 내가 노력하는 만큼 몸이 따라주지 않는다는 생각에 야속하게만 느껴졌다. 아쉬운 마음 한가득 담아 '오늘은 운동 가지 말고, 쉴까?' 라는 농담 섞인 생각을 종종하기도 했다. 하지만 이런 생각이 들 때면, 객관적으로 상황을 바라봐야 한다. 앞의 얘기와 반대로 노력을 과대평가하고 있을 수 있기 때문이다. 알고 보면 나뿐만이 아니라 세상의 모든 사람들이 건강을 위해, 자신 스스로를 위해서 항상 노력하고 있다. 또 살이 빠지든 빠지지 않든 운동을 안 하는 것보다, 해야 하는 이유가 수백 가지는 더 많다. 우리의 몸은 우리가 생각하는 것보다 훨씬 더 섬세하고 예민하기 때문에 변덕쟁이 기질이 다분하다. 그럴수록 건강한 습관을 몸에 익히겠다고 굳게 마음 먹어야 한다.

130kg 시절에는 저녁부터 먹기 시작해 늦은 시간까지 폭식하는 게 너무나 당연했다. 먹어도 먹어도 허기졌고, 그렇게 음식을 다 먹고 나서 잠들기 직전에는 항상 짙은 후회만 남았다. 잠에 들기 위해 눈을 감으며 '아침에 눈 뜨면 몸이 반쪽이 되면 좋겠다'라는 마법 같은 일을 바랐다. 너무 강렬하게 원해서인지 때로는 그런 꿈을 꾸기도 했었다. 하지만 현실에서는 아침이 되면 몸이 띵띵 부어서 침대에서 발을 내리기만 해도 발목이 찌릿함을 느끼곤 했다.

운동하기 싫은 날이면 그 순간을 떠올린다. 태풍이 지나가 만신창이가 된 장면처럼, 충동적으로 마구 먹고 나서 후회로 점철된 내 모습을. 그러다 이런 생각이 떠올랐다. 그때는 왜 살 빼는 걸 마법 같은 일, 꿈이라고만 생각했을까? 내 몸인데 내가 그렇게 만들 수 있지 않을까? 진한 패배감에 휩싸였던 그때를 떠올리면 헬스장에 가기 싫다는 마음도 잠시 가라앉는 듯했다. 그렇게 다시 헬스장에 가기를 매일 반복했다. 과하게 감정이입하지 않으려 하다 보니 헬스장에서 운동하는 게 스트레스를 해소하는 또 다른 방법이라는 것을 알았다. 운동은 살을 빼기 위한 수단을 넘어 몸과 마음을 달래 주는 방식이었다. 오랜 시간 운동을 하면서 생긴 버릇이자 강박이라고 생각할 수도 있겠지만, 그렇다고 하기엔 내 운동 경력은 그리 길지 않다. 오히려 이에 대해 가치 평가를 하려 할수록 강박이 생기기에 생각을 비우고 일상을 반복하려 했다.

운동은 건강한 삶을 살기 위해 평생 함께해야 한다. 운동을 의무라고 생각하지 말고 동반자이자 친구라고 생각하면 다르게 느껴질 수 있다. 운동에 대한 내 마음이 사그라들지 않게 해주는 큰 버팀목이 되어 줄 것이다. '운동은 시간이 있을 때' 하는 것이 아닌 '시간을 내서라도 해야 하는' 아주 중요한 습관이다. 평생 운동하지 않고 살았는데 이 습관이 내 몸에 하루 아침에 반짝 하고 새겨진다는 건 쉽지 않다.

절실한 마음으로 인내한 지 삼 년이 지난 지금, 말 그대로 성인 한 명분의 체지방을 감량해냈다. 그 후에 아침을 맞이하며 종종 '진짜 몸이 반쪽이 되는 마법이 일어났네'라는 생각을 종종 한다. 그리고 이 상황이 믿기지 않아 때로는 과거의 반대되는 꿈을 꾸게 하기도 한다. '지금까지 감량했던 모든 과정이 다 꿈이었다'라는 상황 말이다. 과거의 내가 기적이라 생각했던 일이 현실이 된 것처럼 이것도 불가능하기만 한 일은 아니다. 그동안 애써 만들어 둔 운동 습관, 식습관을 포기하면 다시 살이 찌는 것 역시 꿈이 아닌 현실이 되는 게 당연하다.

마법 같은 현실을 만들어 낼 수 있는 것도, 그 마법을 다시 도돌이표마냥 제자리로 돌아가게 만드는 것도 자신에게 달려 있다. 이 사실을 항상 유념하고 건강한 루틴을 잃지 않도록 주의해야 한다. 운동에 대한 부담도, 내 노력에 대한 과대평가도 모두 던져 버려야 한다. 그저 주어진 일상에 최선을 다하고 건강하게 살기 위해 노력하면 된다.

감량 기간 동안의 멘탈 관리

2020년 10월 31일을 기점으로 2023년 4월까지 나는 총 68kg을 감량했고 유지기간을 포함해 62kg이 된 지 삼 년 차에 접어들었다. 더이상 살 찌우지 않는 일상을 유지하기 위해 운동과 식단을 즐기려 하고 있다. 이 역시 적지 않은 노력이 필요로 하다.

이제 운동은 처음 다이어트를 시작할 때만큼 두려운 대상이 아니다. 일상생활에서 나의 스트레스를 조절해 주는 취미가 되었다. 식단은 고칼로리 메뉴들로 나를 무기력에 빠뜨리지 않게 되었고 활력을 채워 주는 기분 좋은 시간이 되었다. 이렇게 되기까지 정말 많은 인내심을 필요로 했지만 이 하루들이 쌓여갈수록 내 멘탈은 더욱 단단해졌다.

감량을 시작하며 항상 공원을 거닐던 때나 낮과 밤을 구분하지 않고 돌렸던 자전거 페달을 밟을 때, 추운 날씨에 어둠 속에서도 묵묵히 계단을 오를 때와 헬스장을 가기 위해 현관문을 나설 때도 언제나 생각했다. 오늘은 앞으로 살아가야 할 무수히 많은 날들 중에 하나일 뿐이기에, 이것을 견디고 앞으로 더 남아 있는 삶을 살아가야 한다는 생각이었다.

끊임없이 나를 붙잡고 살아가야 한다. 이는 살을 빼기 위한 강박적 의지가 아니라 내가 내 건강을 위해 갖춰야 하는 마음의 자세다. 이런 긍정적인 변화를 겪으면서 스트레스가 쌓이지 않도록 평범한 작은 일상에도 감사하는 마음을 가져야 한다. 겸손한 자세로 이런 시간을 보내다 보면 어느새 나는 더 성장해 있는 어른이 되어 있을 것이다.

1kg을 감량 하든, 68kg를 감량하든 노력의 무게는 같다. 내가 아닌 누군가의 노력은 더 배로 커보이고, 내 노력은 더 작아 보이기 마련이다. 이 변화무쌍하고 예민한 몸과 소통하며 관찰하고 보살펴야 한다. 그것이 내가 이번 다이어트에서 최우선으로 염두하고 진행했던 멘탈 관리법이었다.

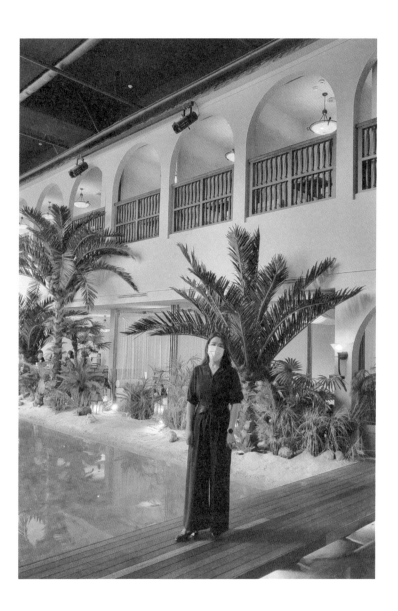

다이어트 성공을 위한 체크리스트 : 동기 부여

STEP1. 다이어트의 목적 정하기

1단계

저의 다이어트 목적은 건강, 사랑하는 사람들의 행복, 그리고 세상에 당당해지기 위함이었습니다. 여러분이 다이어트를 결심하고 이 책을 펼쳐본 이유는 무엇인가요? 목적이 하나라도, 여러 개라도 상관없습니다. 떠오르는 대로 자유롭게 적어 주세요.

| 2단계 | 여러분이 다른 무엇보다 그것을 목적으로 떠올린 이유가 있을까요? 그 목적을 이루었을 때 여러분의 모습을 떠올려 적어 봅시다. |

STEP2. 원하는 습관을 내 것으로 만들기

1단계

아무리 의지력이 강하고 목적의식이 뚜렷해도 어느 순간
계속 유지하기 힘든 순간이 다가옵니다. 의지력이 느슨해진
이 순간, 내 몸은 옛 습관을 떠올리곤 하죠. 칼로리가 높은
음식들을 잔뜩 먹고 운동하지 않는 등 통제를 벗어나려는 때가
있을 겁니다.

그 순간이 다가올 것을 대비해서, 정신적으로나 신체적으로
몸이 힘들 때 여러분은 어떻게 휴식을 취하는지 정리해 봅시다.
그리고 견디기 힘든 순간, 이 페이지를 다시 들춰 보세요.
다음 날까지 그 충동을 이겨 낸다면 여러분에게는 충동을 이겨
냈다는 뿌듯함, 자신감이 남아 있을 거예요.

예시) 따뜻한 차나 커피 한 잔 마시기, 보고 싶었던 영화나 드라마 몰아 보기,
명상하기, 달리기, 잠 자기….

2단계　1단계에 적은 스트레스 해소법을 알아도, 몸이 따라 주지 않아 무너지는 듯한 느낌을 받을 수 있어요. 하지만 괜찮습니다. 우리 몸은 그 이전까지 여러분이 실천했던 노력을 기억하고 있어요. 만약 단 음식을 많이 먹었다면 다음 날에는 채소를 비롯해 건강한 음식 위주로 먹고, 밤에 폭식했다면 다음 날 운동을 평소보다 30분만 더하거나 식사량을 조절하면 됩니다.

하루 이틀 흔들렸다고 쓰러지지 않습니다. 그만큼 여러분은 여러분의 생각보다 강한 사람입니다. 그저 힘들었던 나를 다독여 주고, 내일 다시 힘차게 나아가 보아요.

에필로그

나무 한 그루가 나에게 준 교훈

2022년의 7월 여름, 여느 날과 마찬가지로 매일 걷던 공원 숲길을 걷고 있었다. 여름의 초입답게 잔디와 숲은 싱그러운 초록을 내뿜고 있었고 하늘은 청명한 푸른색이었다. 한창 걷다가 문득 이런 생각이 들었다. 그동안 식탐에 빠져 이 아름다운 시기를, 어여쁜 계절감을 진작에 느끼지 못했다는 것이다.

과거를 돌아보며 아쉽다고 생각하던 중 공원에서 유독 눈에 들어온 나무 한 그루가 눈에 들어왔다. 쭉 뻗은 다른 가로수들 사이에 옆으로 누워 틀어진 나무였다. 모양은 틀어졌지만 다른 나무들과 마찬가지로 잎사귀가 울창하고 푸르른색을 띄고 있었다. 그 나무가 마치 나와 같다는 생각을 했다.

다른 사람들이 학업에 집중하고 자신에게 투자하는 동안 나는 욕구대로 살았다. 그리고 체중을 감량할 필요성을 느껴 다이어트를 일 순위로 두었다. 모두가 나처럼 살아야 하는 것은 절대 아니다. 각자 삶의 타이밍에 따라서 집중하는 분야가 다를 것이다. 나에게는 운동과 식단이 가장 우선 순위인 집중의 시기들이 있었다면 누군가에게는 '운동은 내 바쁜 일상 중 시간이 남았을 때' 하는 방향성도 분명히 있을 것이다. 삶은 그렇게 각자의 선택으로 이루어진다.

그 방향이 일자로 곧게 뻗어 있든, 옆으로 쓰러진 모습이든 중요하지 않다. 중요한 것은 잘 성장하고 있는지 여부다. 결국 각자의 자리에서 노력하는 시간을 보낸다면 어떤 모습이든 울창한 숲을 만들 수 있다. 삶의 무게와 방향성은 우리 생각 이상으로 아주 다양하고 무수한 갈래로 나뉜다.

그 방향이 매번 같을 수는 없다. 때로는 굽이굽이 넘어가고 돌아가기도 하겠지만, 결국 포기 없이 나아가다 보면 울창한 숲을 형성하고 있을 것이다. 숲을 그리며 산다는 게 분명 쉽지는 않겠지만 건강한 삶을 위해 노력하지 않을 이유는 없다.

다이어트뿐만 아니라 더 나은 삶을 위해 노력한다면 언젠가 빛을 발하게 되어 있다. 단지 우리 눈에 보이지 않을 뿐이다. 살아 숨 쉬는 매 순간, 우리는 성장하고 있다. 다이어트 외에도 죽어라 공부했는데 성적이 잘 안 나오거나, 며칠 내내 밤새 일했는데 성과가 만족스럽지 못할 때가 있다. 그럴 때마다 좌절하여 포기한다면 한계가 생겨 버린다. 그저 나를 믿고 묵묵히 지금의 이 시간에도, 오늘도 한 걸음씩만 나아가면 된다. 그러면 언젠가 그 노력은 반드시 내게 좋은 결과로, 혹은 전혀 예상하지 못한 방식으로 우리에게 보답할 것이다.

몸 건강과 마음 건강 모두 챙기기

다이어트를 진행할수록 유튜브 채널과 인스타그램에 애정 어린 응원의 말들이 쌓이기 시작했다. 이는 사람들과 소통하기를 두려워했던 나에게 너무나 커다란 감동이었다. 나 이외에는 누군가에게 관심을 두기 쉽지 않은 이 세상이다. 체중을 감량하며 아무 대가 없이 응원받을 수 있다는 것이 얼마나 커다란 행운이고 큰 축복인지 느낄 수 있었다. 그 응원에 보답하고 감사함을 표현하기 위해 더 열심히 인스타그램에 기록을 남기고 소통하려 노력했다. 한 분 한 분 다 찾아가며 인사드릴 수 없었기에, 매일 성실하게 SNS 게시물을 올리며 인스타에 성실한 피드들로 찾아뵐 수 있도록 노력했다. 세상의 수없이 많은 멋진 사람들을 손가락 클릭 몇 번만으로도 만날 수 있는 이 시대에 나 같이 평범한 사람을 알아봐 주시고 인연을 맺어 주신다는 것이 너무나 감사했다.

또한 유튜브 구독자분들이나, 인스타그램 팔로워들은 이미 다이어트에 통달해 내공이 단단한 사람들이 많았다. 이런 사람들과 함께한다는 게 때로는 부담이 될 때도 있지만 그 부담이 절대 마음의 짐이었던 것은 아니었다. 오히려 이분들 덕분에 적절한 순간 필요한 정보를 배우며 살을 뺄 수 있었다. 나는 이 경험을 통해 사람과 사람 사이의 소통이 누군가의 인생에 얼마나 큰 변화를 줄 수 있는지 배웠다. 긍정의 말이 한 사람에게 큰 영향력을 행사할 수 있다는 것 또한 깨달았다.

나조차 나를 포기하고 싶을 때, 나를 믿어 주는 사람들과 함께한다는 것은 이 세상에 어떤 일보다 값지고 감사한 일이었다. 이런 특별한 경험을 '다이어트 성공'이라는 한 줄로 축약하고 싶지 않다. 내 몸 하나만큼은 내 뜻대로 해 보겠다며 노력했던 일상들이 노력으로 보답받는 순간마다 함께 웃고, 기뻐할 수 있는 사람들이 있다는 것은 큰 행운이었다. 앞으로도 이 큰 행운을 잃어버리지 않도록 노력이라는 포장지로 잘 감싸고 싶다. 인생은 한 치 앞도 모르기에 앞으로 내년, 내후년의 내가 어떻게 어떤 식으로 변해 있을지 가늠하기 쉽지 않다. 다만 확실한 것은 자신을 아끼고 사랑하며, 의지를 저축하는 하루들이 쌓일 때마다 나는 조금씩 빛나고 있을 것이다.

다이어트의 시작은 특별하지 않다. 예쁜 운동복이 필요한 것도 아니고, 운동을 잘하기 위해 멋진 몸이 준비되어 있어야 하는 것도 아니며, 훌륭한 트레이너 선생님을 당장 만나야 하는 것도 아니다. 다이어트에 가장 필요한 첫 번째는 굳건한 의지이며, 두 번 다시 돌아오지 않을 지금을 어떻게 보낼지에 대한 고민이다. 그 고민으로 인생의 변환점은 시작될 수 있다.

준비가 완벽한 시작은 없다. 의지를 이어갈 간절함만 있다면 변화는 누구에게나 찾아올 수 있다. 나를 위한 시간을 하루에 30분이라도 투자하고, 그 시간을 늘려간다면 로또 당첨보다 더 높은 확률을 가진 행운이 오리라고 확신한다.

에필로그

나는 매일 더 가벼워지고 있습니다

건강하게 지속 가능한 손리사 다이어트

초판 1쇄 발행 2023년 6월 1일
초판 2쇄 발행 2023년 6월 2일

지은이 손리사 (이빛나)
펴낸이 박영미
펴낸곳 포르체

책임편집 김성아
편집팀장 임혜원 편집 김선아 김다예
마케팅 김채원 김현중
디자인 황규성

출판신고 2020년 7월 20일 제2020-000103호
전화 02-6083-0128 | 팩스 02-6008-0126
이메일 porchetogo@gmail.com
포스트 https://m.post.naver.com/porche_book
인스타그램 www.instagram.com/porche_book

여러분의 소중한 원고를 보내주세요.
porchetogo@gmail.com